OTTO BOCK PROTHESEN-KOMPENDIUM

Prothesen für die untere Extremität

Herausgegeben von Max Näder und Hans Georg Näder

Bearbeitet von Fritz Blohmke
unter Mitarbeit
der OTTO BOCK Fachabteilungen

2. überarbeitete und erweiterte Auflage

Schiele & Schön

Impressum

Herausgegeben von
Dr.-Ing. E.h. Max Näder und Hans Georg Näder
Geschäftsführende Gesellschafter der
OTTO BOCK Orthopädischen Industrie GmbH & Co,
Duderstadt

Bearbeitet von
Ministerialrat a. D.
Dr. med. Fritz Blohmke
Arzt für Orthopädie,
München

unter Mitarbeit der OTTO BOCK Fachabteilungen

ISBN 3-7949-0562-8

Die Deutsche Bibliothek – CIP-Einheitsaufnahme

Otto-Bock-Prothesen-Kompendium/hrsg. von Max Näder und Hans
Georg Näder. Bearb. Fritz Blohmke. Unter Mitarb. der Otto-Bock-
Fachabteilungen. – Berlin: Schiele und Schön.
 Ital. Ausg. u.d.T.: Otto Bock manuale protesi. – Franz. Ausg. u.d.T.: Otto
 Bock le manuel des prothèses. – Engl. Ausg. u.d.T.: Otto Bock prosthetic
 compendium
NE: Näder, Max [Hrsg.]; Blohmke, Fritz [Bearb.]

Prothesen für die untere Extremität. – 2., überarb. und erw. Aufl. – 1993
ISBN 3 -7949-0562-8

© 1993 OTTO BOCK, Orthopädische Industrie GmbH & Co
Postfach 12 60, D–37105 Duderstadt

Fachverlag Schiele & Schön GmbH
Postfach 61 02 80, D–10924 Berlin

Printed in Germany

Vorwort

Vorwort zur 1. Auflage

Die Zahl der orthopädischen Hilfsmittel für den Stütz- und Bewegungsapparat ist groß. Ihre Entwicklung ist unter Berücksichtigung moderner Technologien ständig im Fluß. Das Feld der technischen Orthopädie scheint daher unübersehbar für den verordnenden Arzt geworden zu sein, wenn man berücksichtigt, daß sich der Arzt ständig mit neuen konservativen und operativen Methoden der Therapie auseinandersetzen muß.

Diese Erfahrung habe ich aus den jeden Tag in meinem Hause eingehenden Anfragen gewonnen. Immer wieder gilt es, zu allgemeinen oder auch speziellen Versorgungsproblemen bei Amputationen Stellung zu nehmen, und ferner, die technischen Eigenschaften der in Frage kommenden Prothese zu erläutern. Die Diskussionen bei Fortbildungsveranstaltungen und die Hinweise in der Literatur lassen deutlich erkennen, daß ein Informationsbedürfnis vorhanden ist. Ferner wird auch nach Rezepturvorschlägen für die Versorgung mit Prothesen gefragt.

Ich habe daher eine Arbeitsgruppe gebeten, ein Nachschlagewerk zu erarbeiten, das sich mit den technischen Möglichkeiten der orthopädischen Versorgung von Amputierten der unteren Extremität befaßt. Es ist das OTTO BOCK PROTHESEN-KOMPENDIUM, das Hinweise auf die unterschiedlichen Stumpfbettungen und die für die Herstellung einer Prothese erforderlichen Paßteile enthält, die Produkte meines Hauses sind.

Eine systematische Gliederung mit bildlichen Darstellungen und Versorgungsbeispielen erleichtert die Verständigung zwischen Arzt, Orthopädie-Techniker und Patient.

Unabhängig von allen derzeitig gebräuchlichen Verordnungslisten und Leistungsverzeichnissen sollen die ausgewiesenen Rezepturziffern die ärztliche Verodnung vereinfachen.

Duderstadt, im Frühjahr 1987

Max Näder

Vorwort zur 2. Auflage

Etwa sechs Jahre nach Herausgabe des OTTO BOCK PROTHESEN-KOMPENDIUMS erscheint eine überarbeitete und erweiterte Auflage dringend geboten. Das große Interesse bei der interdisziplinären Leserschaft hat unsere Meinung bestätigt, in einem Buch den gesamten Bereich der Bein-prothetik systematisch darzustellen.

In der Neuauflage wurden das bewährte Konzept und die Gestaltung beibehalten. Die direkte Zuordnung von Bild und Text erleichtert die Übersicht.

Die inhaltlichen Ergänzungen betreffen Weiterentwicklungen aus der Versorgungspraxis ebenso, wie neue Werkstoffe und moderne Konstruktionen. Die Investitionen in den Bereichen Prüffeld und Gangbildanalyse spiegeln das Bestreben wider, moderne Technik für die Verbesserung der Prothesenversorgung einzusetzen.

Unser Dank gilt allen Sachverständigen, die in bewährter Weise als Team gearbeitet haben.

Duderstadt, im Herbst 1993

Max Näder

Hans Georg Näder

Inhaltsverzeichnis

Einleitung 5
Wegweiser durch das Kompendium 12
Übersicht 13

Beinprothesen in Schalenbauweise 14

Fußprothesen in Schalenbauweise 16
Unterschenkelprothesen in Schalenbauweise 18
Oberschenkelprothese in Schalenbauweise 22
Hüftexartikulationsprothese in Schalenbauweise 26

OTTO BOCK Modular-Beinprothesen 27

Einleitung 28
Modular-Unterschenkelprothesen 32
Modular-Knieexartikulationsprothese 38
Modular-Oberschenkelprothesen 42
Modular-Hüftexartikulationsprothese 56

Paßteile für Prothesen in Schalenbauweise 61

Prothesenfüße 62
Knie-Waden-Paßteile 66

Bauteile für OTTO BOCK Modular-Beinprothesen 73

Bauteile für Kinder-Modular-Beinprothesen 74
OTTO BOCK Modular-Prothesenfüße 77
OTTO BOCK Modular-Kniegelenke 85
OTTO BOCK Modular-Hüftgelenke 98
Modular-Adapter 101
Kosmetische Schaumstoff-Verkleidung 108

Strukturfestigkeitsprüfung von Prothesen-Paßteilen 109

Gangbildanalyse 111

Ausblick in der Beinprothetik 114

Einleitung

Allgemeines

Die Amputation einer Extremität ist ein erheblicher Eingriff in die körperliche Unversehrtheit des Menschen. Sein körperlicher und seelischer Zustand beeinflußt alle Maßnahmen von der präoperativen Aufklärung bis hin zur Rehabilitation. Die Kenntnisse um die damit verbundenen, vielfältigen Probleme und die Fortentwicklung in der technischen Orthopädie waren daher Veranlassung für die Neubearbeitung der 1987 erschienenen ersten Auflage des "Prothesen-Kompendiums".

Die jetzt vorliegende Ausgabe soll das interdisziplinäre Behandlungs-Team über die fortschrittlichen Versorgungsmöglichkeiten mit Beinprothesen unterrichten, um dem Patienten sachliche Informationen geben zu können.

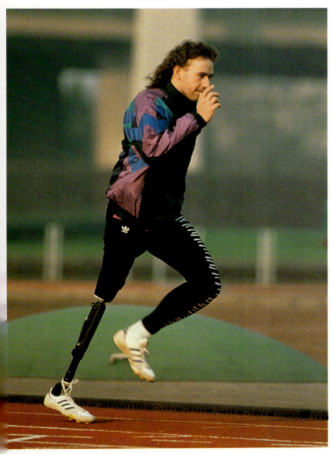

(1) Sportliche Oberschenkelprothese mit OTTO BOCK ACTIVE LINE® Kniegelenk

Der Arzt bestimmt auf Grund des Befundes die Amputationshöhe, die so weit distal wie möglich liegen soll. Je länger der Amputationsstumpf ist, desto größer ist sein Hebelarm und umso besser ist auch die muskuläre Führung des Stumpfes beim Gebrauch der Prothese. Als Beispiel hierfür ist die Knieexartikulation zu nennen. Sie hat in der orthopädischen Chirurgie heute ihren festen Stellenwert.

Entscheidend ist es, daß alle Rehabilitationsmaßnahmen für den Amputierten so früh wie möglich beginnen. Der Patient ist in der Stumpfpflege zu unterrichten. Dazu gehören u. a. die Anleitung zur Stumpfwicklung, um Schwellungen des Stumpfes zu vermeiden, die Pflege der Haut, um diese widerstandsfähig zu machen.

Aufgabe der Krankengymnastik ist es, rechtzeitig für den Beginn von Bewegungsübungen und Muskeltraining zu sorgen, um Gelenkkontrakturen entgegenzuwirken.

Auf jeden Fall sollte auch die Frage der prothetischen Frühversorgung erörtert werden. Mit Hilfe einer Interimprothese wird es dem Patienten ermöglicht, schon frühzeitig Steh- und Gehübungen durchzuführen.

Während des postoperativen Behandlungsabschnittes gehört es zu den Aufgaben des Arztes, zusammen mit dem Orthopädie-Techniker die für den Patienten geeignete Prothese zu verordnen. Mit dieser soll dem Amputierten eine sichere Steh- und Gehfähigkeit gegeben und sein äußeres Erscheinungsbild weitgehend wiederhergestellt werden.

Der körperliche Zustand und die individuellen Erwartungen des Patienten sowie seine berufliche Tätigkeit und sein privates Umfeld sind entscheidene Faktoren für die Auswahl der Prothesenkonstruktion. Neue Materialien und moderne Anwendungstechniken werden heute zur Herstellung von Beinprothesen verwendet. So gibt es für aktive Amputierte Prothesen mit besserer Funktion, die sogar im Sport einsetzbar sind.

Wenn auch allgemein gültige Aussagen hinsichtlich des individuell benötigten Prothesentyps nicht möglich sind, so sollen die in den einzelnen Kapiteln aufgezeigten technischen Merkmale jedoch die Verordnung erleichtern.

Prothesensysteme

Ursprünglich war jede Prothese eine handwerkliche Einzelanfertigung aus den Grundmaterialien Leder, Stahl, Holz, o. a..

Im Jahre 1919 war es Otto Bock, der in seiner Firma »Orthopädische Industrie« in Königsee/Thüringen die Einteilung der Prothese in einzelne Baugruppen vornahm (Abb. 2). Damit war u. a. die Grundlage für die Systematisierung und Verbesserung des Prothesenbaus geschaffen.

Diese Idee, die bis heute noch ihre Gültigkeit hat, führte dazu, Paßteile (Prothesenfüße, Kniegelenke, Schienen usw.) industriell herzustellen.

Diese werden nach Aufbau-Richtlinien unter Berücksichtigung der anatomischen Gegebenheiten mit der individuell gefertigten Stumpfbettung zusammengefügt.

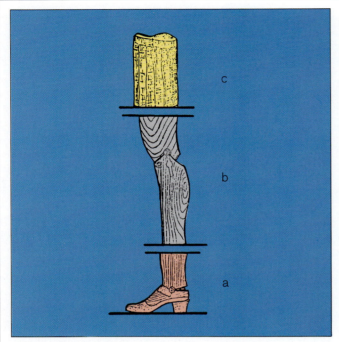

(2) Baugruppen einer Oberschenkelprothese aus Holz: Prothesenfuß (a), Knie-Waden-Paßteil (b) und individuelle Stumpfbettung (c)

Nach Konstruktion und Bauweise unterscheidet man heute zwei Prothesensysteme:

1. Prothesen in Schalenbauweise

auch konventionelle oder exoskelettale Prothesen genannt. Sie werden meistens aus Holz oder Kunststoff hergestellt. Die Prothesenwandung übernimmt sowohl formgebende als auch tragende Funktion.

2. Modular-Prothesen

auch Rohrskelett- oder endoskelettale Prothesen genannt. Bei diesen übernimmt eine Rohrkonstruktion die tragende Funktion. Die äußere Form bildet eine flexible Ummantelung aus Schaumstoff.

Seit der Entwicklung der OTTO BOCK Modular-Beinprothesen vor mehr als 20 Jahren, hat die Versorgung Amputierter entscheidende Anregungen erhalten. Heute sind die Modular-Prothesen aus der modernen Orthopädie-Technik nicht mehr wegzudenken und für alle Amputationshöhen des Beines geeignet. In technischen Details sind sie funktionell und kosmetisch den konventionellen Prothesen überlegen, insbesondere bei der Versorgung von Patienten nach Knie- und Hüftexartikulationen. Die mechanischen Bauteile – Gelenke und Adapter – sind so dimensioniert, daß sie innerhalb der kosmetischen Schaumstoff-Verkleidung untergebracht werden können. Sie sind lösbar miteinander verbunden und können ohne großen Aufwand ausgetauscht werden. Korrekturen des statischen Aufbaus der Prothese sind jederzeit nachvollziehbar und können sowohl während der Montage und Anprobe als auch nach der Fertigstellung der Prothese durchgeführt werden.

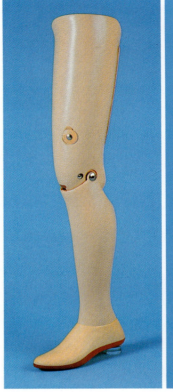

(3) Oberschenkelprothese in Schalenbauweise

(4) Modular-Oberschenkelprothese

Für die Versorgung von Kindern vom 2. bis 12. Lebensjahr steht ein Modular-System in kleinen Dimensionen zur Verfügung.

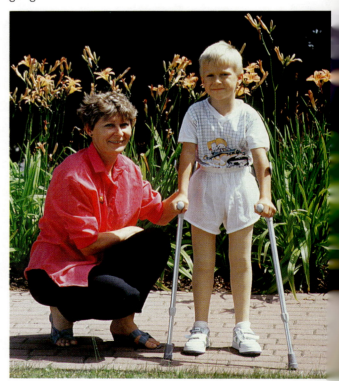

(5) Kinder-Modular-Prothesen für beidseitige Hüftexartikulation

Einleitung

Die neue Produktlinie OTTO BOCK ACTIVE LINE® erweitert das bewährte OTTO BOCK Modular-System für den Einsatz bei leistungsfähigen Patienten.

Stumpfbettung/Prothesenschaft

Wesentlich für die Qualität der Prothese ist u. a. die Stumpfbettung, da sie die Verbindung zwischen dem Körper des Amputierten und dem distalen Bauabschnitt herstellt. Ihre Paßform entscheidet über die Führung der Prothese, das Gangbild des Patienten und letztlich über den Tragekomfort. Um die gesamte Oberfläche des Stumpfes und seine Muskulatur zur Lastübertragung und Prothesenführung zu nutzen, sollte man, wenn irgend möglich, die Bettung stumpfumschließend als Kontaktschaft arbeiten.

Bei **Unterschenkelstümpfen** ist wegen der geringen Weichteildeckung, der Skelettvorsprünge und der nur bedingt belastungsfähigen Stumpfspitze eine Kontaktbettung in kondylenübergreifender Ausführung mit separater Weichwandstumpfbettung zu empfehlen.

Bei der **Knieexartikulation** müssen die birnenförmigen Konturen des Kondylenstumpfes besonders berücksichtigt werden. Eine Weichwandbettung umschließt exakt den Stumpf, gleicht durch Aufpolsterung die Hinterschneidungen aus und erleichtert das Anziehen der Prothese. Durch die in der Regel gegebene Belastbarkeit des Stumpfendes ist keine Tuberabstützung erforderlich.

Bei **Oberschenkelamputationen** ist dagegen mangels Belastbarkeit des Stumpfendes eine Abstützung des Sitzbeinhöckers am Tubersitz sowie der Stumpfmuskulatur an der Innenwand der Stumpfbettung erforderlich. Eine exakte Einpassung des Stumpfes unter Berücksichtigung der Muskelfunktion ist daher für die Paßform und Führung der Prothese entscheidend.

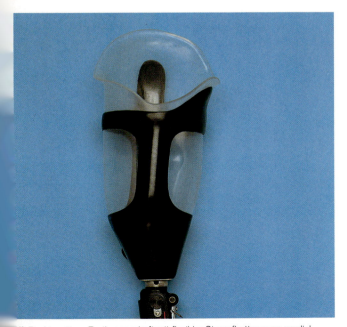

(6) Rechtsseitiger Prothesenschaft mit flexibler Stumpfbettung von medial

Der Oberschenkel-Kontaktschaft, der auch den distalen Bereich des Stumpfes umfaßt, stellt bei der Herstellung trotz moderner Materialien hohe Anforderungen an den Orthopädie-Techniker.

Neue Erkenntnisse in der Biomechanik führten in den letzten Jahren zu veränderten Schaftsystemen. Neben der in Europa üblichen querovalen Schaftform verbreitet sich heute der aus den USA stammende CAT-CAM*-Schaft. Seine sitzbeinumgreifende Einbettungstechnik gibt dem Schaft eine längsovale Grundform. Die Anpassung dieses Schaftes erfordert besondere Kenntnisse.

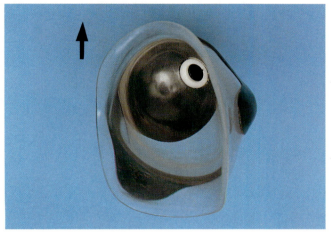

(7) Einblick in eine rechtsseitige längsovale Stumpfbettung von proximal

Intertrochantere Oberschenkelstümpfe und **Hüftexartikulationen** benötigen eine Stumpfbettung als Beckenkorb, der bei Hemipelvektomien auch noch den unteren Brustkorb umfassen sollte.

Prothesen-Paßteile/Module

Die industriell gefertigten Bauelemente, aus denen der Orthopädie-Techniker individuelle Prothesen herstellt, werden als Paßteile oder Module bezeichnet.

Bei Prothesen in Schalenbauweise kommen Fuß- und Knie-Waden-Paßteile zum Einsatz. Modular-Beinprothesen werden aus Adaptern und Gelenkmodulen (Fuß-, Knie- und Hüftgelenk je nach Amputationshöhe) zusammengefügt.

Für die Auswahl der Konstruktionen sind verschiedene Kriterien des Patienten wie Länge, Kraft, Beweglichkeit und Beschaffenheit des Stumpfes maßgebend. Hinzu kommen die körperliche Leistungsfähigkeit, die berufliche Tätigkeit und die persönlichen Neigungen bei der Freizeitgestaltung des Amputierten. Ferner sollten auch die örtlichen Gegebenheiten (Gebirge oder Flachland) berücksichtigt werden.

Dem **Prothesenfuß** kommt besondere Bedeutung zu. Seine konstruktiven Merkmale, seine funktionellen Eigenschaften und seine räumliche Einordnung zu den übrigen Bauteilen bestimmen zu einem erheblichen Teil das statische und dynamische Verhalten der Prothese beim Stehen und Gehen. Die Auswahl des Prothesenfußes richtet sich im allgemeinen nach der Prothesenart und den individuellen Bedürfnissen des Patienten.

*CAT-CAM= **C**ontoured **A**dducted **T**rochanteric **C**ontrolled **A**lignment **M**ethod

Der Prothesenfuß ist hohen Beanspruchungen ausgesetzt. Daher kommen verschleißfeste Materialien und wartungsfreie Gelenkkonstruktionen zum Einsatz, deren Gewicht möglichst niedrig sein sollte.

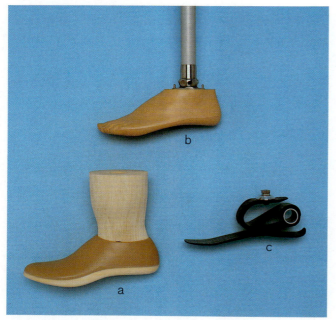

(8) Prothesenfüße für Prothese in Schalenbauweise (a), für Modular-Prothese (b) und für Aktiv-Prothese (c)

Die neue Generation gelenkloser Prothesenfüße verfügt über eine elastische Rückstellkraft, die man durch spezielle Materialien erreicht. So gibt der Fuß in der Abstoßphase kinetische Energie frei, die er bei der Abrollung aufgenommen hat (Energy-Storing-Effect). Für den sportlichen Einsatz stehen Füße mit besonderer Federcharakteristik zur Verfügung.

Das **Kniegelenk** muß die Stabilität der Prothese im Stehen und während der Standphase des Gehens gewährleisten. Darüberhinaus wird die Pendelbewegung des Unterschenkels während der Schwungphase gesteuert. **Monozentrische** (einachsige) Gelenke können nur eine Scharnierbewegung um die Knieachse ausführen. Durch Rückverlagerung des Drehpunktes hinter die Belastungslinie erreicht man die Kniesicherheit. Diese muß beim Fersenauftritt durch Anspannen der Streckmuskulatur des Stumpfes unterstützt werden. Durch den Einsatz belastungsabhängiger Bremsmechanismen kann die Kniesicherheit erhöht bzw. eine verminderte Muskelleistung kompensiert werden.

Bei Patienten mit hohem Sicherheitsbedürfnis, z. B. bei kurzem Stumpf, insuffizienter Streckmuskulatur, Hüftbeugekontraktur usw. kann ein Kniegelenk mit Feststellung angezeigt sein.

Polyzentrische (mehrachsige) Gelenke führen eine kombinierte Dreh- und Schubbewegung aus. Dabei verändert der Gelenkdrehpunkt seine Lage in Abhängigkeit von der Beugestellung. Die Kniesicherheit hängt von der Lage des

Momentandrehpunktes (Schnittpunkt der Knieachsen) ab. Bei gestrecktem Knie liegt dieser hinter der Belastungslinie und oberhalb des Gelenkes. Bei Einleitung der Beugung wandert der Drehpunkt nach unten und vorn.

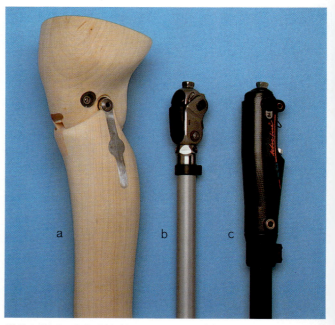

(9) Knie-Waden-Paßteil (a), Modular-Kniegelenk (b) und OTTO BOCK ACTIVE LINE® Kniegelenk (c)

Die Schwungphase steuert man durch Regulierung der Achsreibung und durch einen Vorbringer, dessen Spannkraft einstellbar ist. Besondere Beachtung sollten die **hydraulischen** und **pneumatischen Schwungphasensteuerungen** finden. Ihre Dämpfungseigenschaften optimieren das Gangbild bei jeder Geschwindigkeit.

Der Wunsch körperlich leistungsfähiger Oberschenkelamputierter nach variabler Funktion und hoher Stabilität des Kniegelenkes war entscheidende Konstruktionsvorgabe für die neue Gelenkgeneration mit hydraulischer Standphasensicherung und Schwungphasensteuerung. So baut die hydraulische Steuerung zur Standphasensicherung Bewegungswiderstände auf, die das Einknicken des Gelenkes verhindern. In der Schwungphase dagegen begrenzt die Hydraulik das zu weite Durchschwingen des Unterschenkels bei der Beugung und gewährleistet einen gedämpften Anschlag bei der Kniestreckung.

Um ein komfortableres Gehen zu ermöglichen, wurde ein polyzentrisches Kniegelenk mit hydraulischer Schwungphasensteuerung und Auftrittsicherung entwickelt. Eine Besonderheit ist die zusätzliche Standphasensicherung beim Fersenauftritt. Das Gelenk beugt sich unter Belastung bis max. 15°, ohne einzuknicken (Bouncing-Effekt).

Für die Versorgung mit Beckenprothesen bei der Hüftexartikulation bzw. Hemipelvektomie stehen drei **Modular-Hüftgelenke** zur Verfügung.

Einleitung

Herstellung der Prothese

Gebrauchswert und Tragekomfort einer Beinprothese sowie die "Gehleistung" des Patienten werden weitgehend von der Paßform der Stumpfbettung bestimmt. Die Gipsmodellabnahme bedarf daher großer Sorgfalt und sollte nach Möglichkeit unter einer gewissen Belastung des Stumpfes durchgeführt werden.

Spezielle Vorrichtungen und Geräte für die entsprechende Gipstechnik bei unterschiedlichen Amputationshöhen wurden entwickelt und haben sich insbesondere bei Unterschenkelamputation und Hüftexartikulation in der Praxis bewährt.

Bei der schwierigen Abformung des Oberschenkelstumpfes für eine längsovale Stumpfbettung ist das SIT*-Cast-Gipsgerät für eine systematische Modelltechnik einsetzbar.

In den letzten Jahren hat die computerunterstützte Gestaltung und Fertigung der individuellen Stumpfbettung an Bedeutung gewonnen. Dabei werden die Daten des Amputationsstumpfes mit unterschiedlichen Methoden aufgenommen. Zukunftsweisend ist die optische Erfassung der Stumpfform am Patienten mit einem Laserscanner, der an einen Personal-Computer die Daten übermittelt. Diese werden auf dem Bildschirm als Stumpfbettung dargestellt und zur Herstellung des Positivmodelles an eine Fräseinheit weitergeleitet.

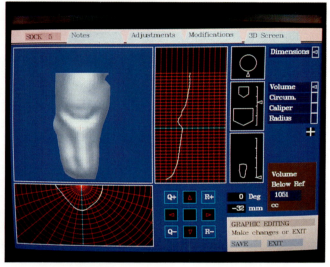

(12) Monitorbild eines Gipsmodelles für Unterschenkel-Stumpfbettung

Bei der Herstellung der Stumpfbettung kommen vermehrt thermoplastische Kunststoffe und Gießharze zum Einsatz, die den traditionellen Werkstoff Holz immer mehr verdrängen.

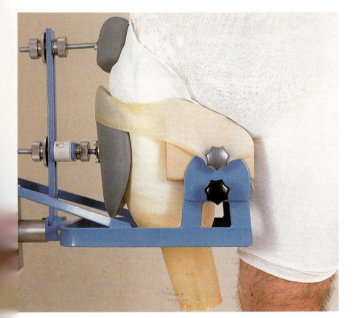

(10) Herstellung des Gipsnegativs bei Hüftexartikulation

(11) Modellabnahme mit SIT*-Cast-Gipsgerät

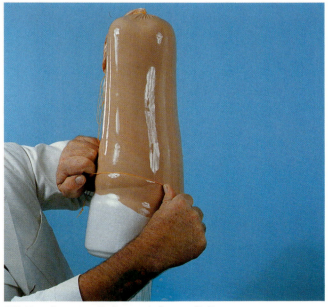

(13) Herstellung eines Prothesenschaftes aus Gießharz

Die Stumpfbettungen können steif oder flexibel gestaltet sein und zusätzlich eine Weichwand-Stumpfbettung aus thermoplastischen Schaumplatten oder Silikon-Kautschuk enthalten.

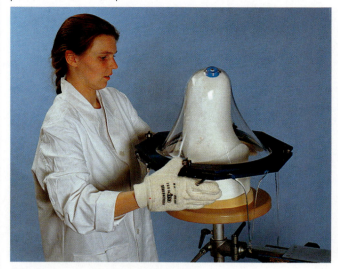

(14) Tiefziehen einer Oberschenkel-Stumpfbettung

Für den Anschluß des Prothesenschaftes an die mechanischen Bauteile der Prothese gibt es, abhängig von Material, Stumpflänge, Einsatzgebiet usw., unterschiedliche technische Lösungen.

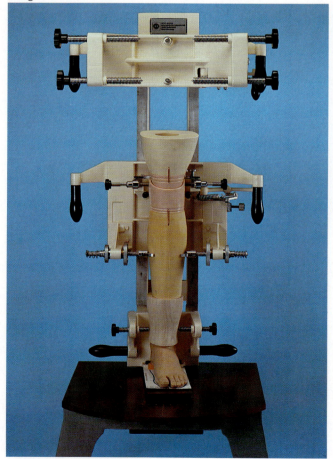

(15) Zusammenfügen der Paßteile nach statischen Richtlinien im Aufbau-Gerät

Prothesenschaft und Paßteile bzw. Module werden im Aufbaugerät unter Berücksichtigung der Statik eingeordnet und miteinander verbunden. Paßteile aus Holz oder Kunststoff werden miteinander verleimt, Bauteile von Modular-Prothesen dagegen werden miteinander verschraubt.

Während der Anprobe werden Steh- und Gehversuche durchgeführt, um z. B. die Paßform der Stumpfbettung, die Länge der Prothese und die Position der Bauelemente zu kontrollieren. Statische Veränderungen sind bei Modular-Prothesen durch die justierbaren Verbindungselemente einfacher durchzuführen. Im Bedarfsfall können einzelne Module gegeneinander ausgetauscht werden.

Bei der Erstversorgung ist die Anprobe und das Anpassen der Prothese ein schwieriger, oft sehr langwieriger Vorgang. Der Patient soll dabei mit der Prothese vertraut gemacht werden, die Anziehtechnik, das Stehen, Sitzen, Gehen usw. erlernen. Die vorherige Benutzung einer Interimprothese kann den Versorgungsablauf günstig beeinflußen.

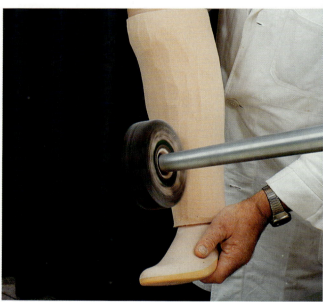

(16) Individuelle Formgebung des Schaumstoff-Überzugs

Nach abgeschlossener Anprobe wird die Prothese technisch fertiggestellt. Bei Prothesen in Schalenbauweise fallen die Reduzierung der Wandstärke, die Formgebung, die Oberflächenbehandlung mit der Verstärkung durch Pergamentleder oder Gießharzlaminat an.

Bei Modular-Prothesen werden nach der Fertigstellung der Stumpfbettung die Module endgültig verschraubt und gesichert. Die Formgebung des Schaumstoffüberzuges ist handwerklich aufwendig. Zukünftig wird eine nach individuellen Patientendaten zentral gefertigte Schaumkosmetik lieferbar sein.

Bandagen und Polster können zusätzlich erforderlich sein.

Die abschließende Gehschulung sollte fester Bestandteil der Rehabilitationsmaßnahme sein.

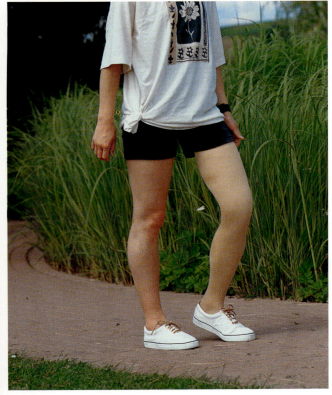

(17) Fertige Modular-Oberschenkelprothese

Spezielle Stumpfformen und Prothesen

In diesem Buch kann nicht die ganze Vielfalt der Versorgungsmöglichkeiten für die untere Extremität dargestellt werden. Zugunsten einer übersichtlichen Systematik sind spezielle Prothesenkonstruktionen bei den einzelnen Amputationshöhen nicht aufgeführt. Nachfolgend werden jedoch einige beispielhaft beschrieben.

Umdrehplastik nach BORGGREVE/VAN NES

BORGGREVE führte bereits 1930 die nach ihm benannte Operationstechnik durch. Kniegelenk und distaler Femur werden reseziert und der um 180° gedrehte Unterschenkel mit dem verbliebenen Oberschenkel verbunden. Der Fuß befindet sich in Höhe des Kniegelenkes, und das obere Sprunggelenk dient als aktiv bewegliches "Ersatzkniegelenk". Von VAN NES wurde die Methode später bei angeborenen Fehlbildungen angewandt.

Bei Tumoren im distalen Femur stellt die Umdrehplastik eine Alternative zu hohen Oberschenkelamputationen dar. Der Fuß ist belastbar und führt bei dieser speziellen Unterschenkelprothese die Bewegung des Kniegelenkes aus. Die Versorgung ist von hohem technischen Wert und wird weitgehend von der operativen Technik bestimmt.

Die orthopädie-technische Versorung ist schwierig und erfordert große Erfahrung. Die exakte Einbettung des Fußes zur Lastaufnahme, die korrekte Lage der Schienengelenke, eine großflächige Oberschenkelhülse sowie der individuelle statische Aufbau sind unbedingt zu beachten.

Angeborene Fehlbildungen

Die Vielschichtigkeit angeborener Fehlbildungen, ihre Klassifikation und Terminologie soll hier nicht behandelt werden. Bei sogenannten "angeborenen Amputationen" an der unteren Extremität, d. h. **transversalen** Fehlbildungen im Sinne von Amelie und Peromelie, werden Beinprothesen mit "Stumpfeinbettung" angefertigt.

Bei **longitudinalen** Fehlbildungen wie Ektromelie und Phokomelie ist die Versorgung mit Orthoprothesen angezeigt. Sie übernehmen Führungs- und Stützfunktionen einer Orthese und sind gleichzeitig Gliedmaßen-Ersatz.

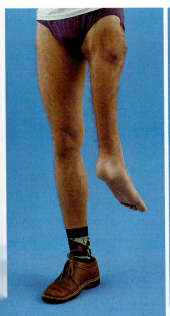

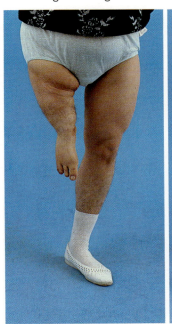

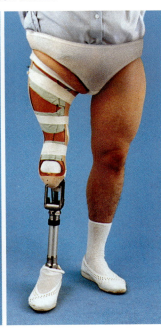

(18) Umdrehplastik nach Borggreve

(19) Anprobe der Prothese

(20) Longitudinale Fehlbildung

(21) Anprobe der Orthoprothese

Wegweiser durch das Prothesen-Kompendium

Damit im Gespräch zwischen Arzt, Orthopädie-Techniker und Patient die gewünschten Informationen schnell zu finden sind, ist das Kompendium systematisch gegliedert. Die direkte Zuordnung von Bild und Text und die farbliche Kennzeichnung erleichtern die Übersicht.

In zwei getrennten Kapiteln werden die Prothesensysteme dargestellt:

- Beinprothesen in Schalenbauweise

- OTTO BOCK Modular-Beinprothesen

Innerhalb der Kapitel ist die Amputationshöhe – von distal nach proximal – oberstes Ordnungskriterium. Die einzelnen Abschnitte werden mit einer grafischen Darstellung der Amputationshöhe und einer Abbildung der fertigen Prothese eingeleitet. Auf der gegenüberliegenden Seite wird der Versorgungsablauf bei der jeweiligen Prothesenart dargestellt. Eine nachfolgende Grafik weist auf die benötigten Bauteile hin.

In den Kapiteln drei und vier sind die Bauteile abgebildet und beschrieben. Analog zu den Prothesensystemen werden zuerst die Paßteile für Prothesen in Schalenbauweise und dann die Module der Modular-Prothesen aufgeführt.

Ausführungen über Strukturfestigkeitsprüfungen von Prothesen, über Gangbildanalyse sowie über Zukunftsperspektiven sollen die Information abrunden.

Beinprothesen in Schalenbauweise 14

Modular-Beinprothesen 27

Paßteile
für Prothesen in Schalenbauweise 61

Bauteile
für Modular-Beinprothesen 73

Strukturfestigkeitsprüfung von Prothesen-Paßteilen 109
Gangbildanalyse 111
Ausblick in der Beinprothetik 114

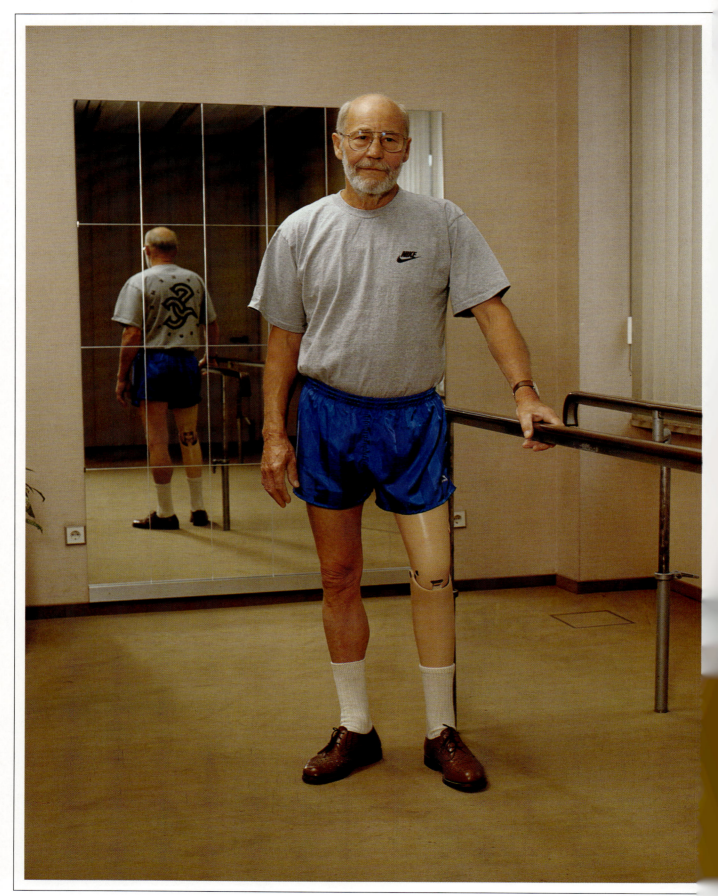

Beinprothesen in Schalenbauweise

Beinprothesen in Schalenbauweise sind für alle Amputationshöhen mit Ausnahme der Knieexartikulation geeignet. Das robuste System wird vor allem dann eingesetzt, wenn die patientenbedingten oder geografischen Voraussetzungen für den Einsatz von technisch hochentwickelten Konstruktionen nicht gegeben sind.

Zur Herstellung einer Prothese verwendet man Paßteile aus dickwandigem Material (Holz oder PEDILEN®-Hartschaum). Diese werden zum Prothesenschaft im Aufbaugerät statisch ausgerichtet und miteinander verleimt.

Diese Bauweise erlaubt durch Wiederholung des Arbeitsvorganges Veränderungen der Statik während der Anprobe vorzunehmen.

Bei der Fertigstellung der Holzprothese reduziert man die Wandstärke der Paßteile von innen und gestaltet die äußere Form. Abschließendes Pergamentieren oder Laminieren gibt der Prothese Festigkeit und eine ansprechende Oberfläche.

Bei einer Kunststoffprothese erhält der Kern aus Hartschaum zunächst einen Überzug aus Gießharz. Danach wird das Innenmaterial ausgeräumt, so daß nur das dünnwandige und leichte Gießharzlaminat erhalten bleibt. Statische Änderungen sind bei fertigen Prothesen nur noch in geringem Umfang möglich.

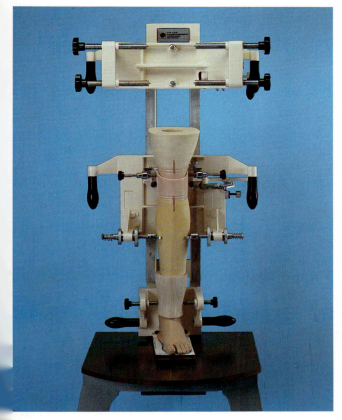

(1) Aufbau von Prothesenfuß und Knie-Waden-Paßteil

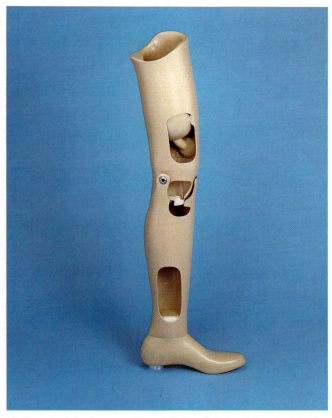

(2) Oberschenkelprothese aus Kunststoff. Das Schnittmodell verdeutlicht die dünnwandige Bauweise.

Fußprothesen in Schalenbauweise

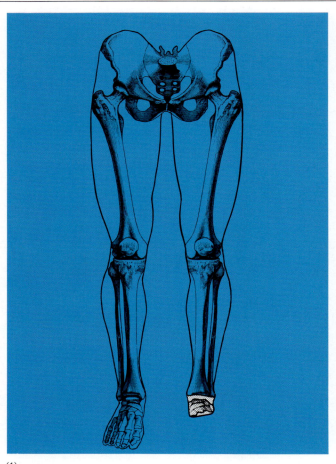

(1)

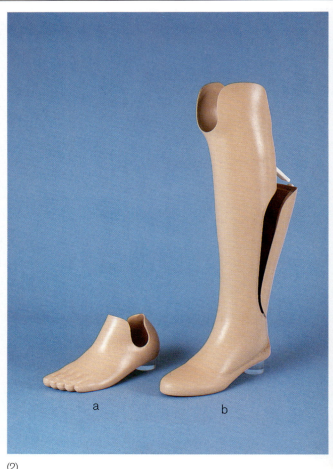

(2)

Für die Versorgung nach Amputationen im Fußbereich sind, bedingt durch die Stumpflänge, industriell gefertigte Paßteile kaum einsetzbar. Deshalb stellt man Fußprothesen in handwerklicher Einzelarbeit überwiegend aus Kunststoff her.

Die achsengerechte Einbettung des Stumpfes ist gleichzeitig Voraussetzung für den statisch einwandfreien Aufbau der Prothese. Fußstümpfe nach LISFRANC oder nach CHOPART können, wenn die Stumpfform es zuläßt, mit einer Prothese nach Art des "Mobilisators" (a) versorgt werden. Chopart-Stümpfe mit Fehlstellung, Amputationen nach PIROGOFF oder nach SYME, benötigen eine umfassende Einbettung des Unterschenkels, ggf. auch mit Abstützung im Kniebereich (b).

Absetzungen im Fußbereich

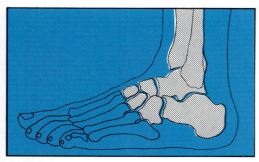

Lisfranc

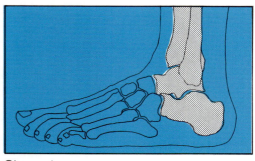

Chopart

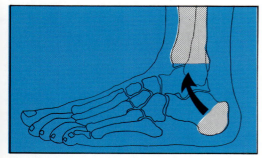

Pirogoff

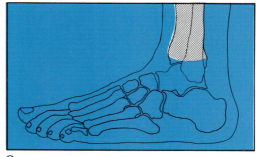

Syme

Versorgungsbeispiele:
Fußprothesen aus Gießharz

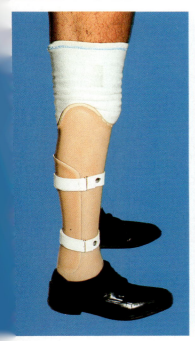

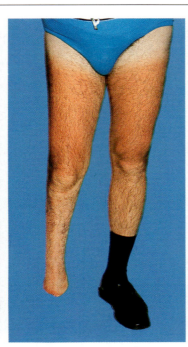

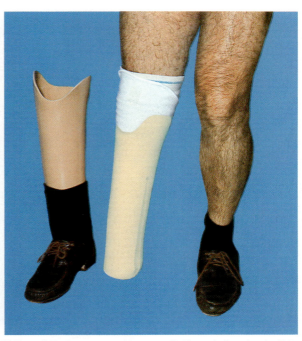

1) Pirogoff-Prothese mit dorsaler Klappe, die zum Anziehen geöffnet wird

(2) Rückfußstumpf nach Pirogoff

(3) Pirogoff-Prothese mit geschlossenem Gießharzschaft, in den der Patient mit angezogener Weichwand-Stumpfbettung einsteigt

Unterschenkelprothesen in Schalenbauweise

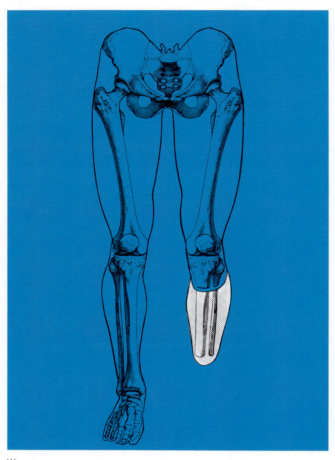

(1)

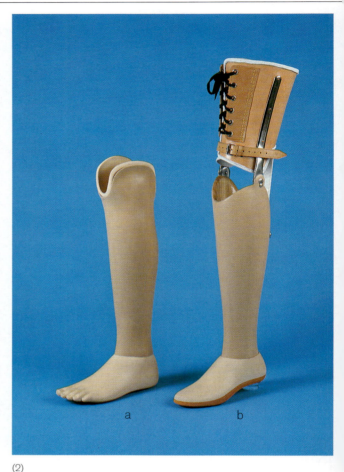

a   b

(2)

Für die Versorgung von Unterschenkelstümpfen unterschiedlicher Amputationshöhe hat sich heute die Kurzprothese (a) mit kondylenübergreifender Kontaktbettung bewährt.

Prothesen mit seitlichen Schienen und Oberschenkelhülse aus Leder (b), gegebenenfalls auch mit Tuberaufsitz, können in außergewöhnlichen Fällen (Kurzstumpf, Kniebandschaden) angezeigt sein.

Der Schaft aus Holz oder Gießharz mit Stumpfbettung und der Prothesenfuß bilden die mechanische Funktionseinheit der Prothese.

Versorgungsbeispiel:
Unterschenkelprothese in Schalenbauweise

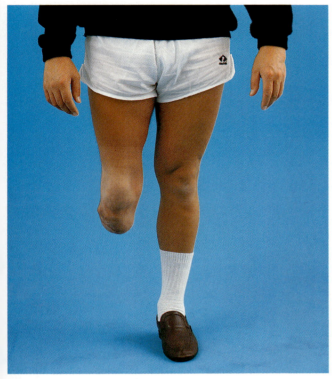

(1) Kurzer Unterschenkelstumpf

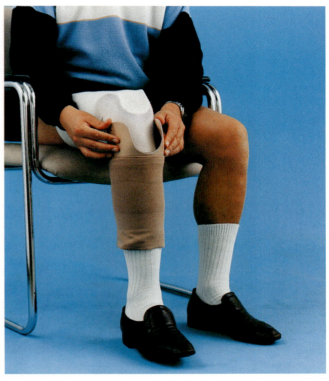

(3) Zum Anziehen der Prothese steigt der Patient mit angezogener Weichwand-Stumpfbettung in den Gießharzschaft

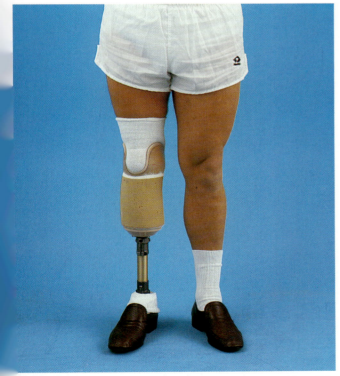

(2) Anprobe der Prothese mit Modular-Bauteilen, die nach durchgeführter Geh-probe entfernt werden

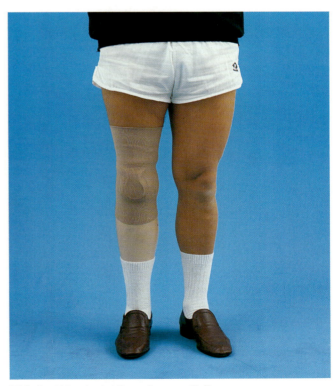

(4) Fertige Unterschenkel-Kurzprothese aus Gießharz

Prothesenschaft aus Gießharz
für Unterschenkel-Kurzprothese

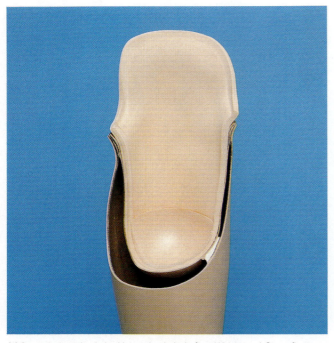

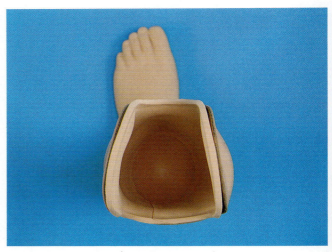

Beschreibung

Der Prothesenschaft aus Gießharz mit Weichwand-Stumpfbettung ist als kondylenübergreifende Kontaktbettung gearbeitet.

(1) Sagittalschnitt durch den Unterschenkelschaft mit Weichwand-Stumpfbettung

(2) Einblick in die Stumpfbettung von proximal

Prothesenschaft aus Gießharz (oder Holz)
für Unterschenkelprothese
mit Schienen und Oberschenkelhülse

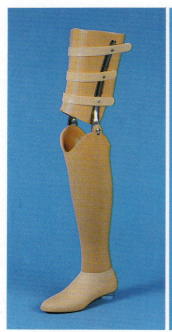

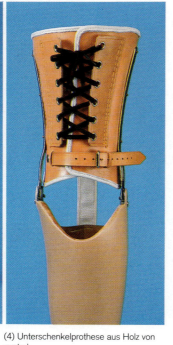

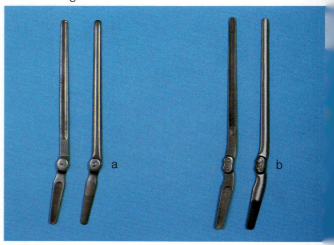

Beschreibung

Die Oberschenkelhülse aus Gießharz oder Leder ist durch seitliche Gelenkschienen mit dem Prothesenschaft verbunden. Zur Begrenzung der Kniestreckung dient ein hinterer Gurtanschlag.

(3) Unterschenkelprothese aus Gießharz von lateral

(4) Unterschenkelprothese aus Holz von ventral

(5) Schienen für Unterschenkelprothesen mit Einachs- (a) und Doppelgelenk (b)

Abnehmbare Oberschenkelhülse aus Gießharz für Unterschenkel-Kurzprothese

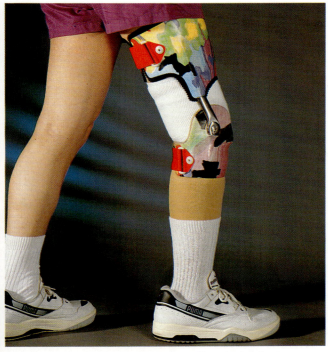

(1) Unterschenkel-Kurzprothese mit angelegter Oberschenkelhülse

Beschreibung

Die dorsal zu öffnende Oberschenkelhülse mit seitlichen Gelenkschienen wird über die Unterschenkelspange abnehmbar mit der Kurzprothese verbunden. Die bei Sport oder bei körperlicher Arbeit auftretenden seitliche Kräfte werden mit dieser Konstruktion kompensiert.

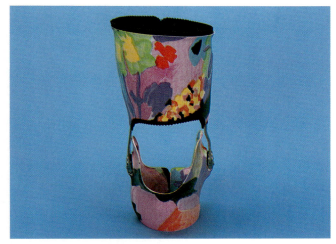

(2) Abnehmbare Oberschenkelhülse von frontal

Unterschenkel-Badeprothese

Beschreibung

Die Badeprothese ist aus Gießharz gearbeitet und dient als wasserfeste Gehhilfe. Der Schaft kann mit oder ohne Weichwand-Stumpfbettung ausgerüstet sein und hat eine kondylenübergreifende Kontaktbettung.

Seitliche Bohrungen im Schaft, sogenannte Flutlöcher, verringern den Auftrieb des Prothesenkörpers im Wasser. Für diese Prothese eignen sich nur gelenklose Füße.

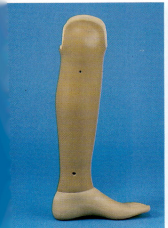

(3) Unterschenkel-Badeprothese mit Flutlöcher

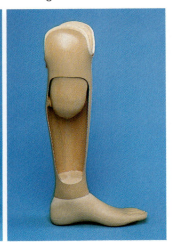

(4) Sagittalschnitt durch den Prothesenschaft

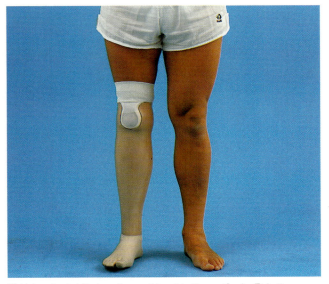

(5) Unterschenkel-Badeprothese mit kondylenübergreifender Einbettung

Oberschenkelprothese in Schalenbauweise

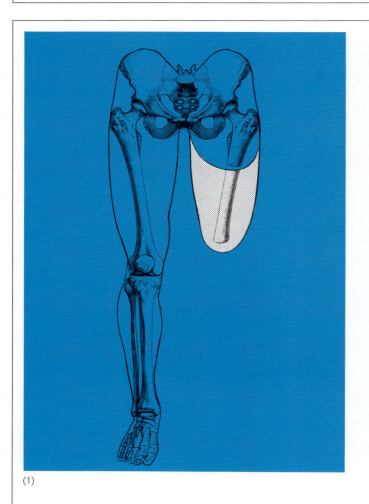

(1)

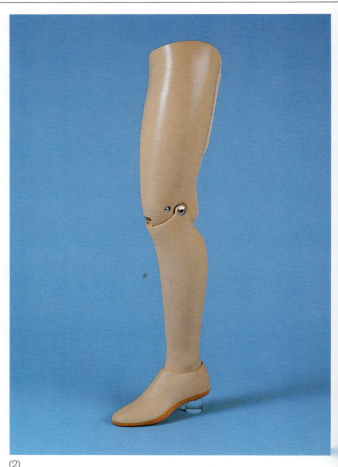

(2)

Für die Versorgung von Oberschenkelstümpfen unterschiedlicher Amputationshöhe hat diese Prothesenart insbesondere dann eine Bedeutung, wenn der Einsatz von technisch hochentwickelten Konstruktionen aus geografischen Gründen nicht möglich ist. Ebenso kann die Gewöhnung des Patienten an diese Prothese maßgebend sein.

Der Schaft mit Stumpfbettung, das Knie-Waden-Paßteil und der Prothesenfuß bilden die mechanische Funktionseinheit der Prothese.

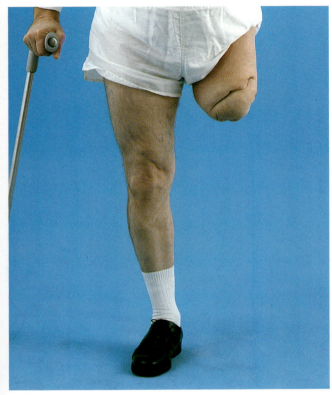

(1) Mittellanger Oberschenkelstumpf

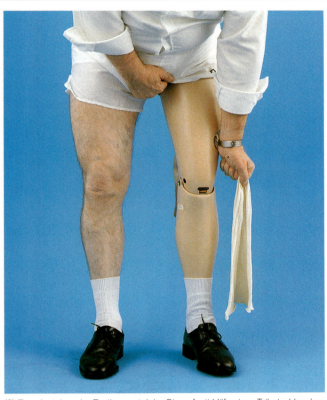

(3) Zum Anziehen der Prothese wird der Stumpf mit Hilfe eines Trikotschlauches in die Stumpfbettung eingezogen

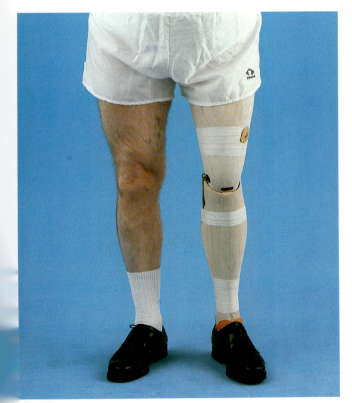

(2) Oberschenkelprothese nach abgeschlossener Anprobe

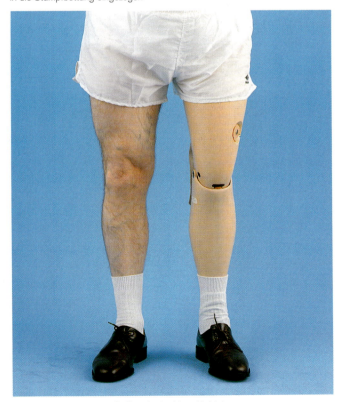

(4) Fertige Prothese mit Gießharzlaminat beschichtet

Prothesenschaft aus Gießharz oder Holz für Oberschenkelprothese

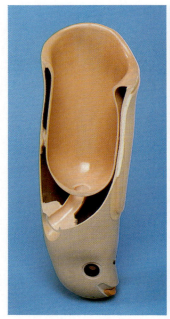 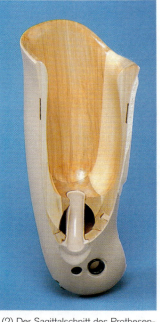

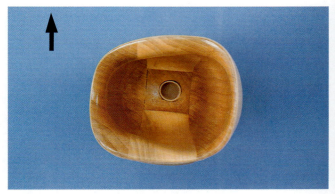

Beschreibung

Der Prothesenschaft ist als Kontaktbettung mit Ventil gearbeitet.

Auf Wunsch des Patienten, insbesondere bei nicht sehr langen Stümpfen, kann zur Sicherung ein zusätzlicher Beckengurt angebracht werden.

(1) Der Sagittalschnitt des Prothesenschaftes aus Gießharz zeigt die Stumpfbettung mit Ventilkanal von medial.

(2) Der Sagittalschnitt des Prothesenschaftes aus Holz zeigt die Stumpfbettung mit Ventilkanal von medial.

(3) Rechtsseitige querovale Stumpfbettung von proximal gesehen

Prothesenschaft mit flexibler Stumpfbettung* für Oberschenkelprothese

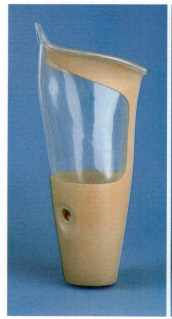 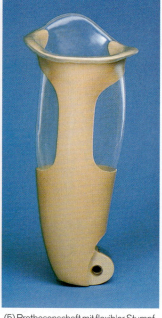

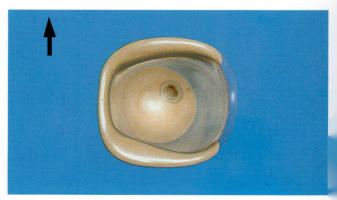

Beschreibung

Die Stumpfbettung ist aus flexiblem Kunststoff als Kontaktbettung mit Ventil gearbeitet.
Sie wird von einem Rahmen aus Karbon-Gießharz-Laminat gefaßt. Diese tragende Konstruktion stellt die Verbindung zum Knieteil her.

(4) Prothesenschaft mit flexibler Stumpfbettung von ventral

(5) Prothesenschaft mit flexibler Stumpfbettung von medial

(6) Rechtsseitiger querovaler ISNY-Schaft von proximal gesehen

*Typ ISNY (**I**sland, **S**chweden, **N**ew Yo

Oberschenkel-Badeprothese

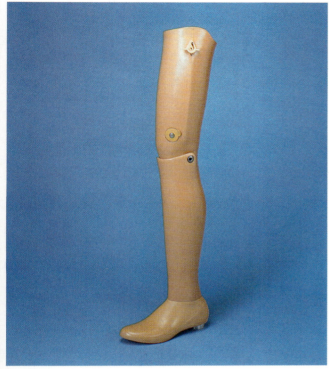

(1) Oberschenkel-Badeprothese

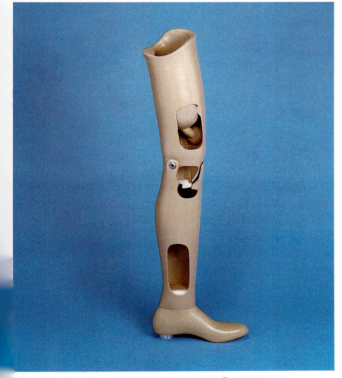

2) Das Schnittmodell verdeutlicht die dünnwandige Bauweise

Beschreibung

Die Badeprothese ist aus Gießharz gearbeitet und dient als wasserfeste Gehhilfe. Der Schaft hat eine Kontaktbettung mit Ventil.

Seitliche Bohrungen im Unterschenkelschaft, sogenannte Flutlöcher, verringern den Auftrieb des Prothesenkörpers im Wasser.

Für diese Prothese werden ein Knie-Waden-Paßteil aus Gießharz und stets ein gelenkloser Fuß verwendet.

Hüftexartikulationsprothese
in Schalenbauweise

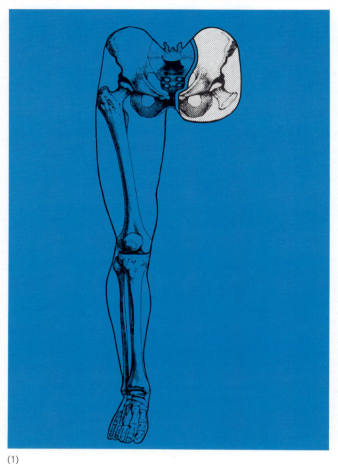

(1)

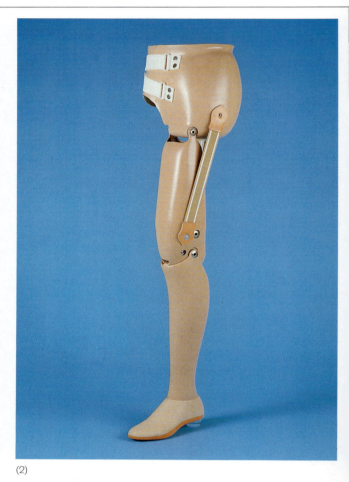

(2)

Für die Versorgung von Hüftexartikulationen hat diese Prothesenart insbesondere dann eine Bedeutung, wenn der Einsatz von technisch hochentwickelten Konstruktionen aus geografischen Gründen nicht möglich ist. Ebenso kann die Gewöhnung des Patienten an diese Prothese maßgebend sein. Heute sollte jedoch die Versorgung mit einer Modular-Prothese bevorzugt werden.

Der Beckenkorb aus Gießharz ist als Stumpfbettung mit einem vorderen Verschluß ausgebildet. Er ist über eine Hüftachse mit dem Oberschenkel-Paßteil verbunden.
Der Beckenkorb, das Oberschenkel-Paßteil mit hinterem Stützstab, das Knie-Waden-Paßteil und der Prothesenfuß bilden die mechanische Funktionseinheit der Prothese.

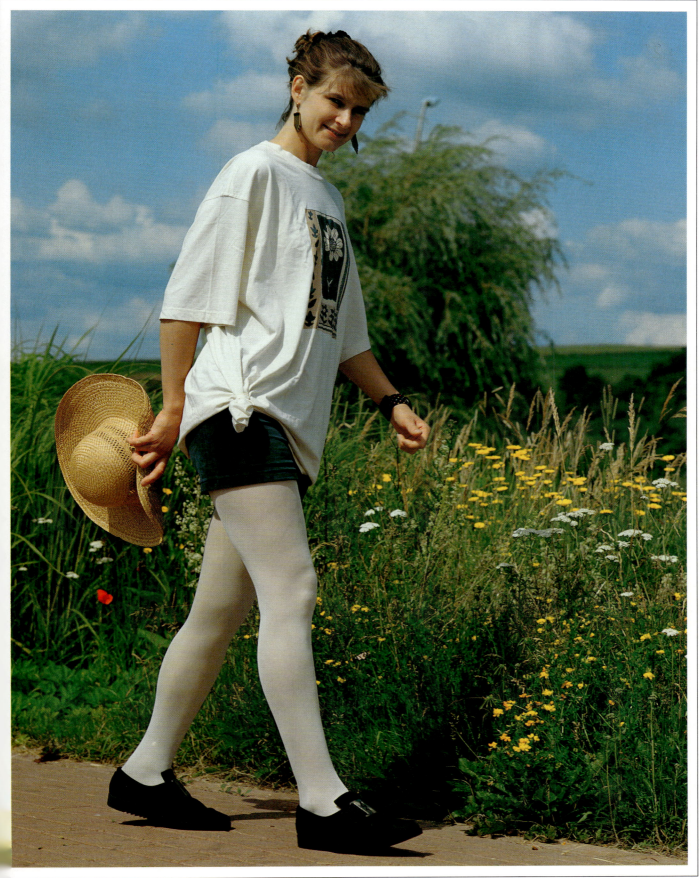

OTTO BOCK Modular-Beinprothesen

Zu den besonderen Leistungen in der über siebzigjährigen Geschichte der Firma OTTO BOCK Orthopädische Industrie gehört die Entwicklung der Modular-Beinprothese, die weltweit den Versorgungsstandard geprägt hat.

Dieses Prothesensystem wurde 1969 als "Rohrskelettprothese mit kosmetischer Schaumstoff-Verkleidung" vorgestellt und ständig weiterentwickelt.

Heute sind die OTTO BOCK Modular-Prothesen aus der modernen Versorgung nicht mehr wegzudenken. Sie sind als kosmetisch-funktionelle Prothesen für alle Amputationshöhen des Beines geeignet (Abb. 1) und den Prothesen in Schalenbauweise überlegen. Die mechanischen Bauteile –Module– sind so dimensioniert, daß sie innerhalb der kosmetischen Schaumstoff-Verkleidung untergebracht werden können. Die Gelenke und Adapter sind lösbar miteinander verbunden und können ohne großen Aufwand ausgetauscht werden: z. B. ge-

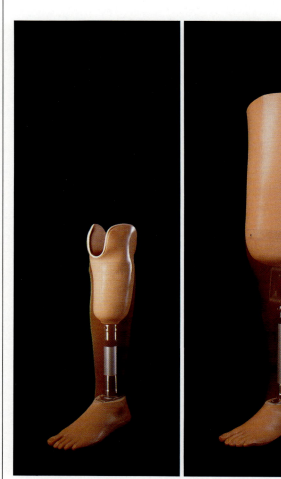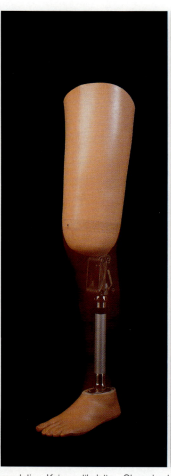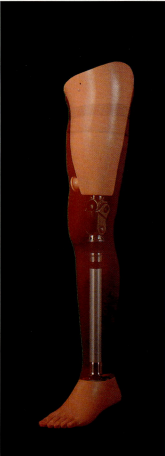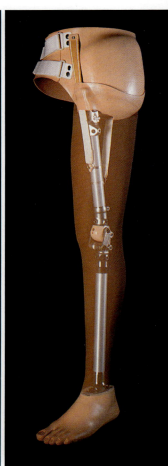

(1) Modular-Prothesen für Unterschenkelamputation, Knieexartikulation, Oberschenkelamputation und Hüftexartikulation

Ausschlaggebend für die Konzeption waren vor allem die Wünsche der Patienten, so daß folgende Konstruktionskriterien festgelegt wurden:

– Wiederherstellung des äußeren Erscheinungsbildes
– Erhöhung des Tragekomforts
– Steigerung der Betriebssicherheit
– Verbesserung der Funktion.

sperrtes Kniegelenk gegen ein Bremskniegelenk, wenn sich insbesondere bei einer Erstversorgung der Zustand des Patienten gebessert hat. Die lösbare Verbindung wird durch das "justierbare Verbindungselement", eine Erfindung der Firma OTTO BOCK, erreicht. Der Adapter mit vier Justierschrauben umgreift den pyramidenförmigen Justierkern auf der konvexen Anschlußfläche. Justierungen können in den drei Raumebenen unabhängig voneinander vorgenommen werden: Winkelveränderungen in der Sagittalebene im Sinne von Flexion/Extension über die vordere und hintere Schraube des Adapters. Durch gegenläufige Winkelveränderungen am distalen und proximalen Adapter ist eine Parallelverschiebung

OTTO BOCK Modular-Beinprothesen

der Bauteile in der Sagittalebene und Frontalebene möglich
(Abb. 2).

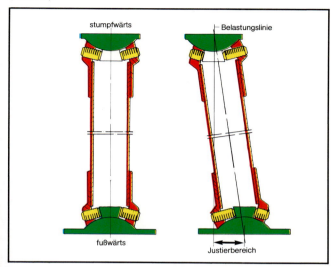

(2) Justiermöglichkeiten des Modular-Systems

Die Veränderung in der Horizontalebene erreicht man durch
Drehjustierung am Schaft-Adapter und in der Klemmverbindung
des Rohres.

Statische Korrekturen während des Aufbaus, der Anprobe
und auch nach der Fertigstellung der Prothese können jederzeit übersichtlich und reproduzierbar durchgeführt werden.
Ebenso kann man beim Austausch eines Moduls oder bei der
Demontage eines Bauabschnittes die vorherige Position si-
chern, wenn nur zwei rechtwinkelig zueinanderstehende
Schrauben des Adapters gelöst werden (Abb. 3).

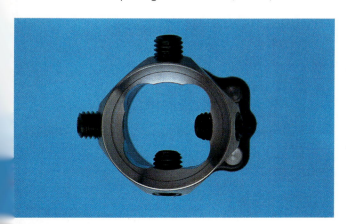

(3) Einblick in den Adapter von proximal

Durch die Verwendung von Titan anstelle von Edelstahl
konnte das Prothesengewicht vermindert werden. Für Patienten mit einem Körpergewicht bis 75 kg stehen Bauteile aus
Aluminium zur Verfügung.

Zur neuen Generation der Modular-Bauteile gehört das OTTO
BOCK ACTIVE LINE® Kniegelenk für leistungsfähige Oberschenkelamputierte.

Durch den Einsatz moderner Materialien wie Karbonfaser,
Titan und Aluminium konnte hohe Stabilität bei relativ gerin-

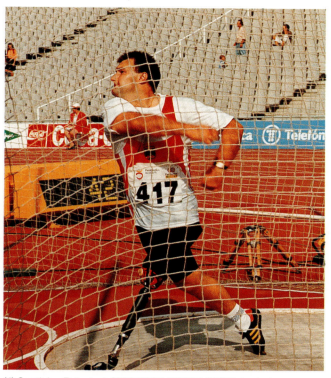

(4) Sportlicher Patient mit OTTO BOCK ACTIVE LINE® Kniegelenk

gem Gewicht erreicht werden. Die in den Karbonrahmen
integrierte Hydraulikeinheit funktioniert als dynamische
Standphasensicherung und harmonische Schwungphasensteuerung. Sie erlaubt aktiven Patienten sportliche Betätigung
bis hin zum Leistungssport.

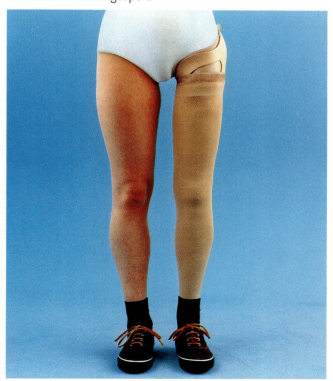

(5) Fertige Modular-Oberschenkelprothese

OTTO BOCK Modular-Beinprothesen

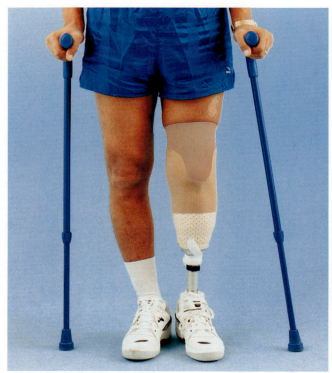

(6) Patient mit Halmstad-Interimprothese

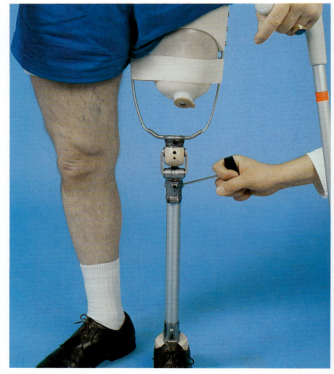

(7) OTTO BOCK-Habermann Interimprothese

Eine der Beinform individuell angeglichene Schaumstoff-Verkleidung gibt der Prothese ein weitgehend natürliches Aussehen.

Für die prothetische Frühversorgung von Unterschenkel- und Oberschenkelamputationen haben sich Interimprothesen bewährt. Besondere Schaftmaterialien und spezielle Module erleichtern die Anpassung. Die mechanischen Bauteile finden Wiederverwendung bei der definitiven Prothese.

OTTO BOCK Modular-Beinprothesen für Kinder

Die prothetische Versorgung von Kindern ist eine Herausforderung an das Rehabilitations-Team und zugleich für alle Beteiligten eine dankbare Aufgabe. Kinder sind keine kleinen Erwachsenen, sondern bedürfen einer besonderen psychologischen Heranführung an ihre Prothesenversorgung. Die interdisziplinäre Betreuung ist unter Mitarbeit der Eltern von großer Bedeutung für den Erfolg der Rehabilitation.

Die Vorteile des OTTO BOCK-Modular-Systems werden seit einigen Jahren auch für Prothesen beinamputierter Kinder genutzt. Die Miniaturisierung der Bauteile ermöglicht die proportionsgerechte Prothesenherstellung für Kinder vom

2. bis 12. Lebensjahr. Um ein günstiges Gewicht zu erhalten, sind die Gelenke und Adapter aus Leichtmetall gefertigt. Die Montage der Module untereinander und deren Verbindung zur Stumpfbettung erfolgt in der bekannten Technik. Mit einer geringen Anzahl von Bauteilen können Prothesen für alle Amputationshöhen hergestellt werden.

Das System und sein Einsatz ist ausschließlich für die Kinderversorgung geeignet und auf 45 kg Körpergewicht, 145 cm Körpergröße und bis Fußgröße 21 cm begrenzt.

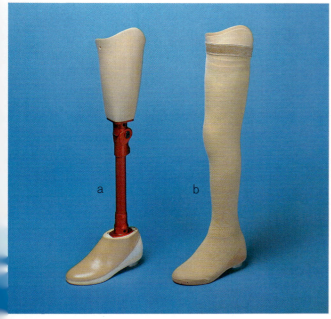

(1) Kinder-Modular-Prothese für Oberschenkelamputation
(a) anprobefertige Prothese , (b) fertige Prothese

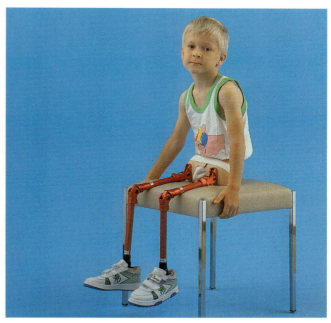

(3) Anprobefertige Beckenkorb-Prothese bei angeborener Fehlbildung

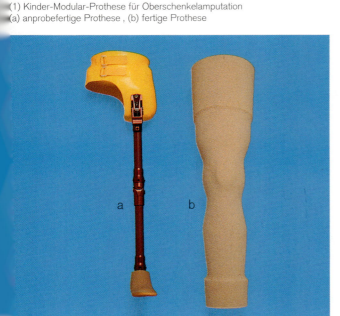

(2) Anprobefertige Hüftexartikulationsprothese (a) und Schaumstoff-Rohling (b)

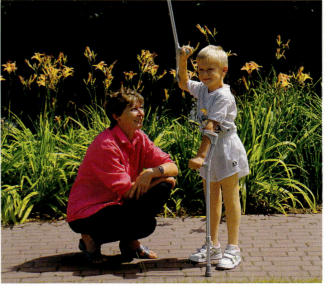

(4) Fertige Beckenkorb-Prothese

Modular-Unterschenkelprothese

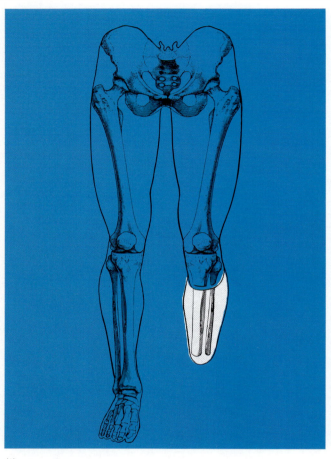

(1)

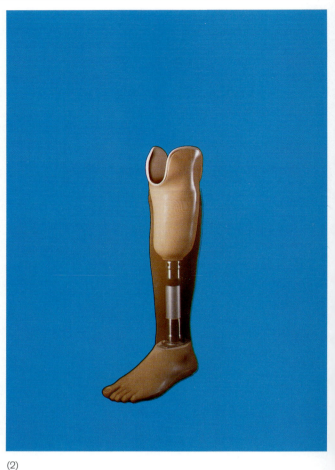

(2)

Diese Prothese ist für die Versorgung von Unterschenkelstümpfen unterschiedlicher Amputationshöhe geeignet, ausgenommen sind ganz kurze Stümpfe (siehe Seite 18 bis 21).

Der Prothesenschaft mit kondylenübergreifender Kontaktbettung und der Prothesenfuß werden über Adapter unterschiedlicher Bauart miteinander verbunden.

Eine der Beinform individuell angeglichene Schaumstoff-Verkleidung gibt der Prothese ein weitgehend natürliches Aussehen.

Interimprothesen können nach der Amputation zur frühen Mobilisierung des Patienten beitragen.

Versorgungsbeispiel:
Modular-Unterschenkelprothese

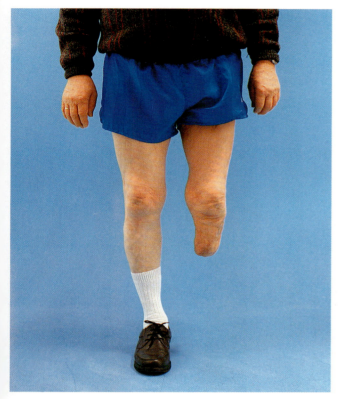

(1) Unterschenkelstumpf

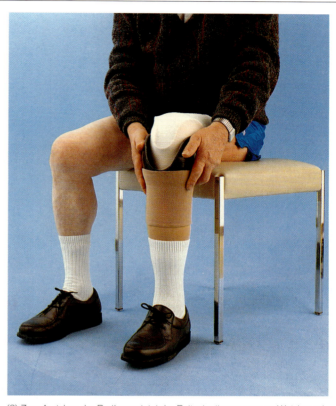

(3) Zum Anziehen der Prothese steigt der Patient mit angezogener Weichwand-Stumpfbettung in den Gießharzschaft.

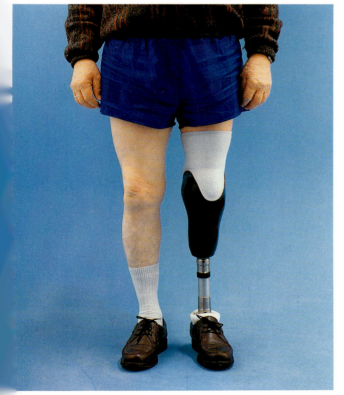

2) Anprobe der Modular-Unterschenkelprothese

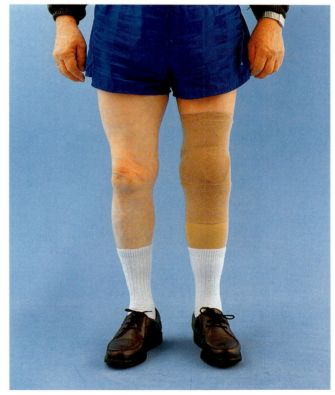

(4) Fertige Modular-Prothese

Bauteile
für eine Modular-Unterschenkelprothese

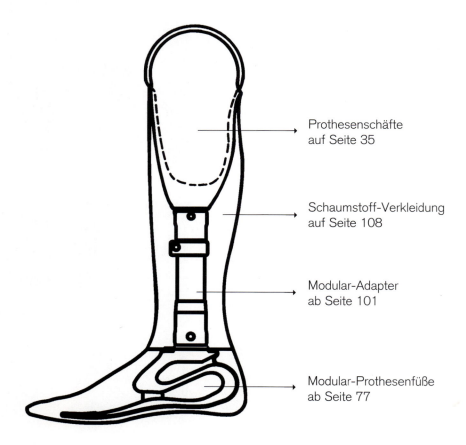

Prothesenschäfte
auf Seite 35

Schaumstoff-Verkleidung
auf Seite 108

Modular-Adapter
ab Seite 101

Modular-Prothesenfüße
ab Seite 77

Prothesenschaft aus Gießharz
für Modular-Unterschenkelprothese

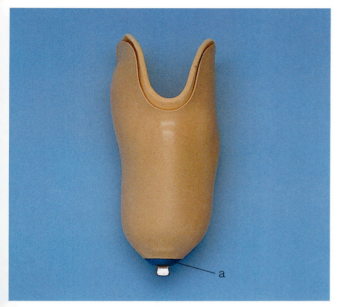

(1) Stumpfbettung von ventral mit Eingußanker (a)

Beschreibung

Der Prothesenschaft aus Gießharz mit Weichwand-Stumpfbettung ist als kondylenübergreifende Kontaktbettung gearbeitet.

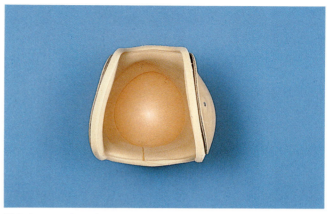

(2) Linksseitige Stumpfbettung von proximal gesehen

Prothesenschaft mit thermoplastischer Stumpfbettung
für Modular-Unterschenkelprothese

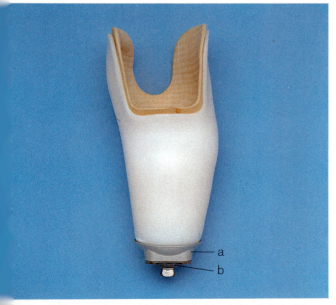

(3) Stumpfbettung von dorsal mit Adapterschale (a) und Schaftadapter (b)

Beschreibung

Der Prothesenschaft aus thermoplastischem Kunststoff mit Weichwand-Stumpfbettung ist als kondylenübergreifende Kontaktbettung gearbeitet.

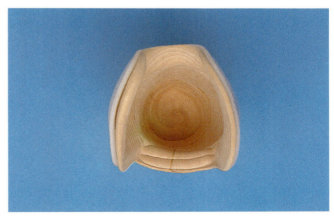

(4) Rechtsseitige Stumpfbettung von proximal gesehen

Saarbrücker Frühversorgungsprothese

Beschreibung

Diese Konstruktion ist eine wiederverwendbare Therapieprothese mit distalem Modular-Anschluß. Tragendes Element ist ein Gießharzrahmen. Zwei pneumatische Manschetten komprimieren den Stumpf zur Vermeidung eines Ödems.

Zur Anpassung und bei Stumpfschwankungen ist die Kompression über ein Manometer kontrollierbar.

Versorgungszeitpunkt, Kompressionsdosierung usw. unterliegen ärztlicher Entscheidung.
Bauteile:
(a) Manometer
(b) Ober- und Unterschenkelmanschette
(c) Gießharzrahmen
(d) Stumpfendkissen

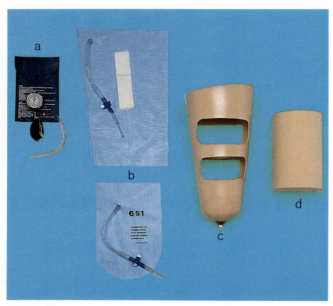

(1) Bauteile

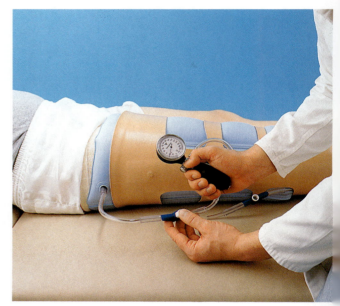

(3) Aufblasen der Manschetten unter Manometer-Kontrolle

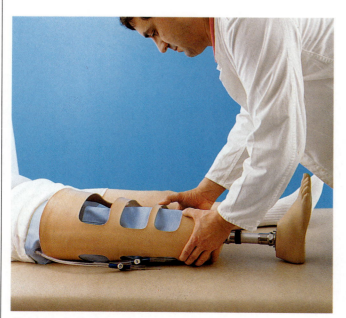

(2) Anlegen der Prothese im Liegen

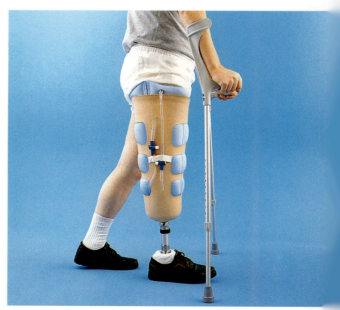

(4) Erste Gehprobe

Halmstad-Interimprothese

Beschreibung

Diese Kurzprothese dient zur Frühversorgung nach Unterschenkel-Amputation. Über einen Kompressionsverband wird das thermoplastische Schaftmaterial dem Stumpf angeformt. Der distale Bauabschnitt aus Modular-Bauteilen ist wiederverwendbar. Versorgungszeitpunkt, Übungsbehandlung und Tragedauer unterliegen ärztlicher Entscheidung.

Bausatz 6B3:
(a) Thermoplast-Schaft
(b) Thermoplast-Streifen
(c) 2 Frottee-Stumpfstrümpfe
(d) elastische Kniekappe

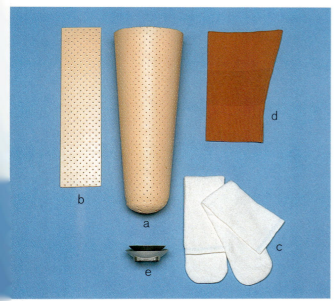

(1) Bausatz 6B3 und Adapterschale 5R6 (e)

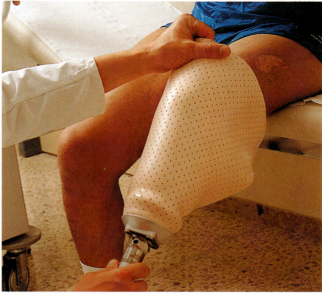

(3) Anformen des erwärmten Schaftes

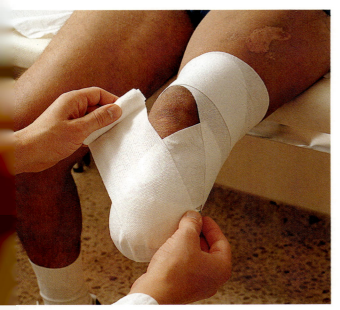

) Anlegen des Kompressionsverbandes

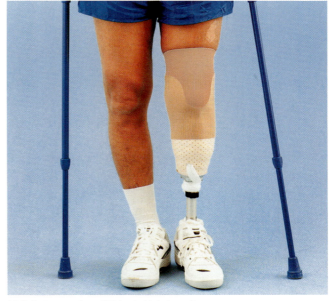

(4) Belastungsprobe mit Halmstad-Interimprothese

Modular-Knieexartikulationsprothese

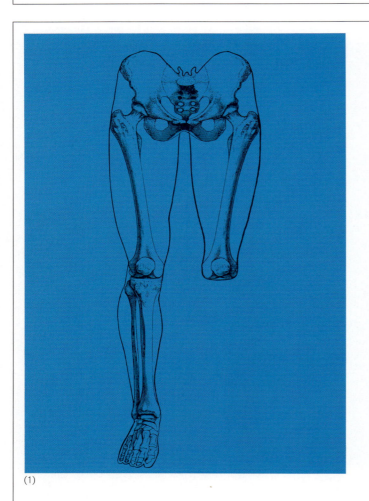

(1)

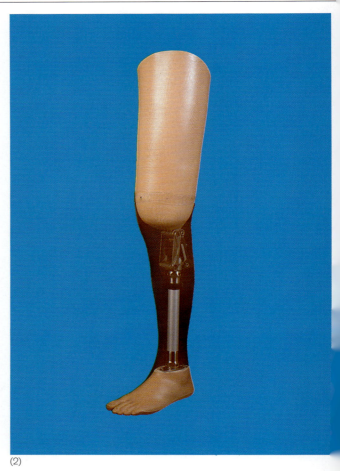

(2)

Diese Prothese eignet sich für die Versorgung der Knieexartikulation, die zunehmend an Bedeutung gewonnen hat.

Durch die Belastbarkeit des Kondylenstumpfes ist im allgemeinen keine Tuberabstützung erforderlich.

Für die Verbindung des Prothesenschaftes mit Weichwand-Stumpfbettung und dem Unterschenkel können nur spezielle Kniegelenke verwendet werden.

Das Kniegelenk und der Prothesenfuß werden über Adapter unterschiedlicher Bauart miteinander verbunden.

Die der Beinform individuell angeglichene Schaumstoff-Verkleidung gibt der Prothese ein weitgehend natürliches Aussehen.

Versorgungsbeispiel:
Modular-Knieexartikulationsprothese

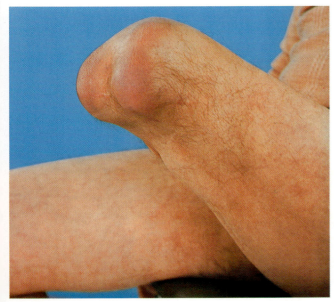

(1) Knieexartikulationsstumpf

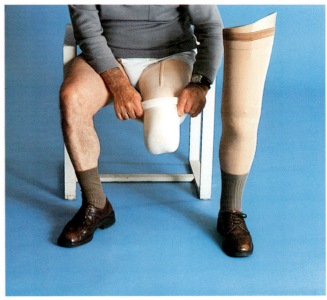

(3) Zum Anziehen der Prothese wird über die angelegte Weichwand-Stumpfbettung ein Strumpf gezogen, der das Hineingleiten in den Gießharzschaft erleichtert.

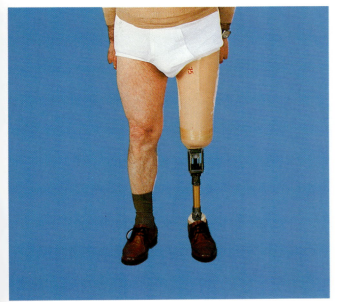

(2) Anprobe der Modular-Prothese

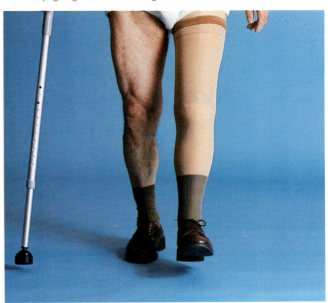

(4) Gehübung mit der fertigen Modular-Prothese

Bauteile
für eine Modular-Knieexartikulationsprothese

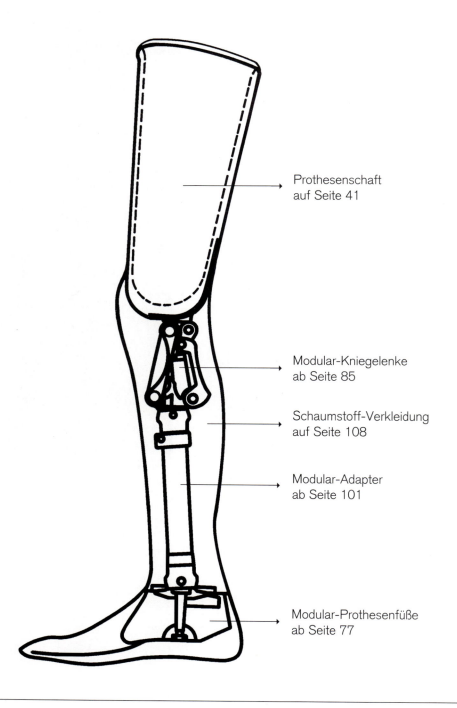

Prothesenschaft
auf Seite 41

Modular-Kniegelenke
ab Seite 85

Schaumstoff-Verkleidung
auf Seite 108

Modular-Adapter
ab Seite 101

Modular-Prothesenfüße
ab Seite 77

Prothesenschaft aus Gießharz
für Modular-Knieexartikulationsprothese

Beschreibung

Der Prothesenschaft aus Gießharz ist mit einer Weichwand-Kontaktbettung ausgestattet. Diese ist proximal der Kondylen aufgepolstert, um das Einsteigen in den Schaft zu erleichtern und dem Stumpf guten Halt zu geben.

Das Kniegelenk ist vom Eingußanker, der in den Prothesenschaft eingearbeitet ist, lösbar.

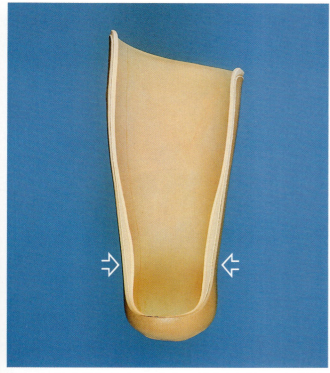

(1) Der Frontalschnitt des Prothesenschaftes zeigt die Aufpolsterung der Weichwand-Stumpfbettung proximal des Kondylenbereiches (Pfeile).

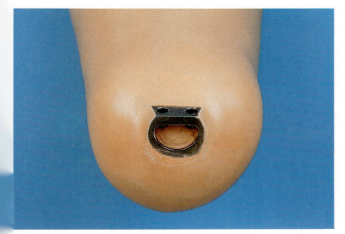

(2) In den Gießharzschaft eingearbeiteter Eingußanker, von distal gesehen

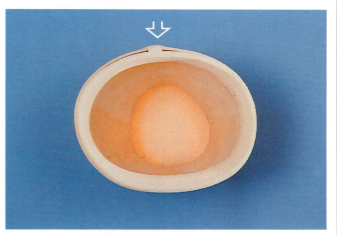

(3) Einblick in die Stumpfbettung von proximal.
Die Profilierung (Pfeil) am vorderen Rand der Stumpfbettung erleichtert die Orientierung beim Einsteigen in den Gießharzschaft.

Modular-Oberschenkelprothesen

Die Fortschritte bei der Versorgung von Beinamputierten sollen am Beispiel der Modular-Oberschenkelprothesen dargestellt werden.

Wesentliche Neuerungen betreffen die Einbettungstechnik, die Schaftmaterialien und die mechanischen Bauelemente. Als Materialien für Oberschenkelstumpfbettungen setzt man vermehrt thermoplastische Kunststoffe und Gießharze ein.

Der PROCONTACT®-Innenschaft erleichtert älteren Menschen das Anziehen der Oberschenkelprothese, so daß diese auch im Sitzen angelegt werden kann (Abb. 1). Gestaltung und Fertigung von Stumpfbettungen können computerunterstützt durchgeführt werden.

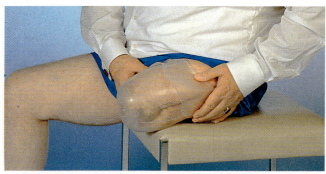

(1) PROCONTACT®-Innenschaft über den Stumpf rollen

Das Sortiment der Kniegelenke und Adapter wurde durch neue Konstruktionen erweitert. Für den geriatrischen Patienten werden vor allem Module eingesetzt, die auf das Sicherheitsbedürfnis abgestimmt sind.

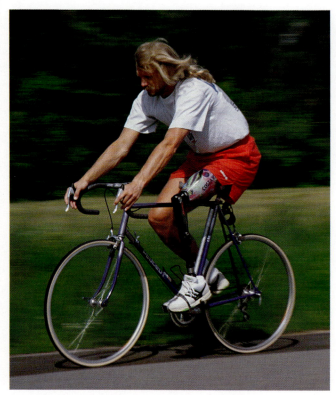

(2) Sportliche Prothese mit OTTO BOCK ACTIVE LINE® Kniegelenk

Vor allem für aktive Oberschenkelamputierte wurde das OTTO BOCK ACTIVE LINE® Kniegelenk entwickelt. In Verbindung mit dynamischen Prothesenfüßen vollbringen junge Patienten sogar bemerkenswerte sportliche Leistungen. Auf eine kosmetische Gestaltung ihrer Prothese legen diese Amputierten wenig Wert. Sie bevorzugen ein sportliches Outfit.

Für die Erstversorgung der Oberschenkelamputation hat sich die OTTO BOCK-Habermann-Interimprothese bewährt, die nach der Wundheilung angepaßt wird. Ein vorgeformter Thermoplastschaft kann mit Warmluft direkt am Stumpf angeformt werden. Diese Interimprothese überbrückt den Zeitraum bis zur Herstellung der definitiven Prothese. Sie unterstützt auch die Auswahl der endgültigen Prothesenkonstruktion.

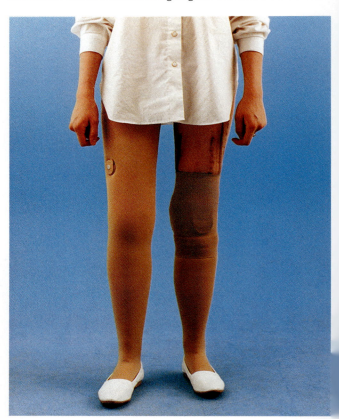

(3) Doppelseitige Versorgung mit Modular-Porthesen

Bei sehr kurzen Oberschenkelstümpfen ist die Anfertigung einer Kippschaftkonstruktion manchmal die einzig mögliche Lösung. Unter dem Prothesenschaft ist ein Hüftgelenk mit Feststellung angebracht, die zum Hinsetzen entriegelt wird.

Modular-Oberschenkelprothesen

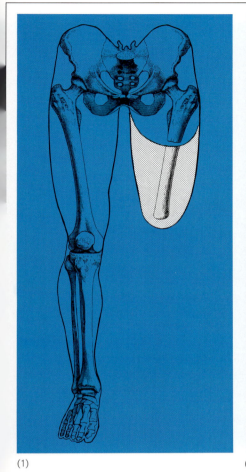
(1)

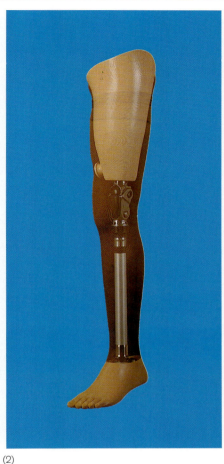
(2)

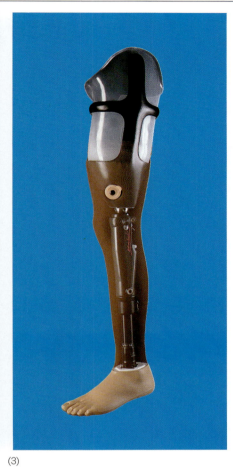
(3)

Die Modular-Prothese ist für die Versorgung von Oberschenkelstümpfen unterschiedlicher Amputationshöhen geeignet und hat gegenüber der Prothese in Schalenbauweise funktionelle und kosmetische Vorteile. Der Prothesenschaft mit Stumpfbettung, das Kniegelenk und der Prothesenfuß werden durch Adapter verschiedener Bauart miteinander verbunden (Abb. 2).

Beim OTTO BOCK ACTIVE LINE®-Kniegelenk ist in den tragenden Karbonrahmen eine Hydraulikeinheit integriert (Abb. 3). Diese steuert die Schwung- und Standphase und harmonisiert das Gangbild.

Eine der Beinform individuell angeglichene Schaumstoff-Verkleidung gibt der Prothese ein weitgehend natürliches Aussehen.

Versorgungsbeispiel:
Modular-Oberschenkelprothese

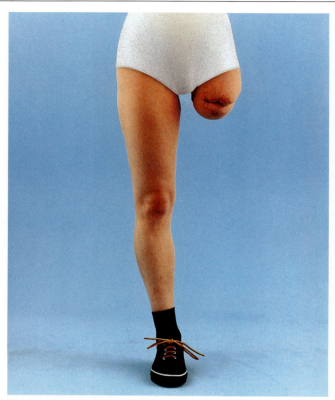

(1) Kurzer Oberschenkelstumpf

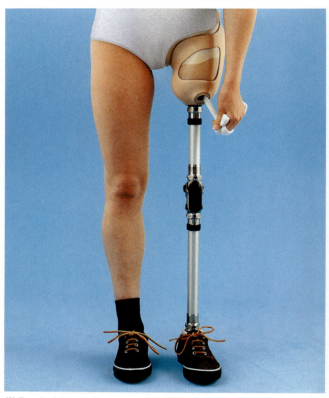

(3) Zum Anziehen der Prothese wird der Stumpf mit Hilfe eines Trikotschlauches in die Stumpfbettung eingezogen

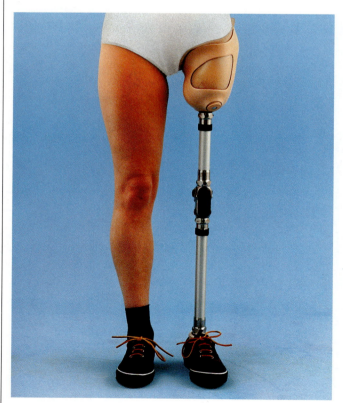

(2) Anprobe der Modular- Prothese

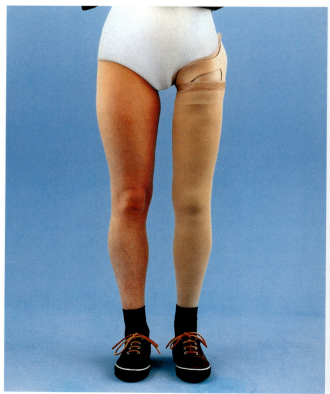

(4) Fertige Modular-Prothese

Versorgungsbeispiel:
Modular-Oberschenkelprothese

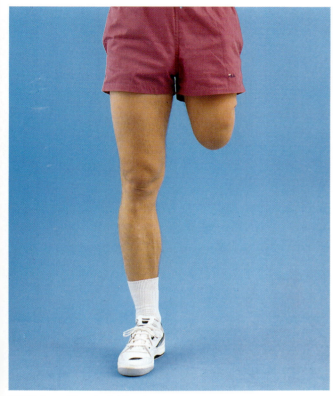

(1) Mittellanger Oberschenkelstumpf

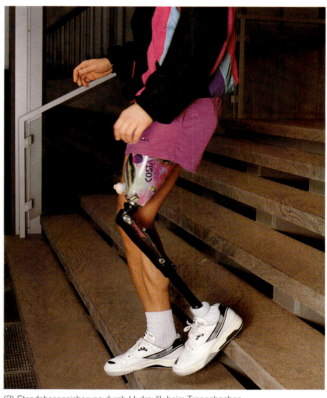

(3) Standphasensicherung durch Hydraulik beim Treppabgehen

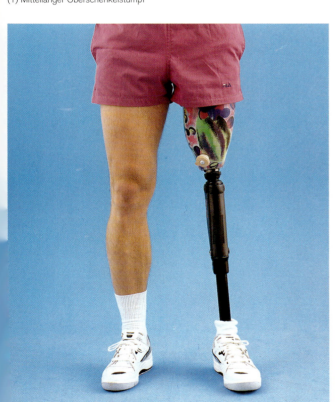

2) Anprobe der Modular-Prothese mit OTTO BOCK ACTIVE LINE® Kniegelenk (a)
und Drehadapter (b)

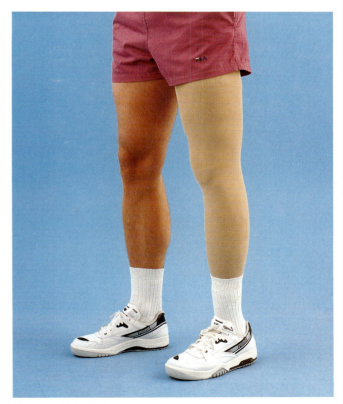

(4) Fertige Modular-Prothese

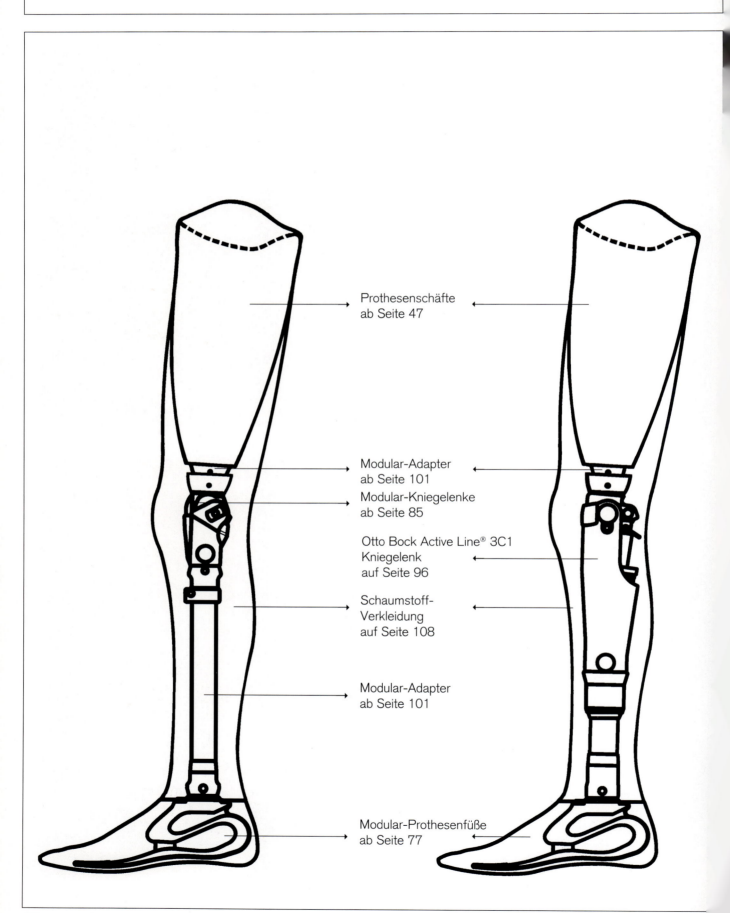

Prothesenschäfte
ab Seite 47

Modular-Adapter
ab Seite 101

Modular-Kniegelenke
ab Seite 85

Otto Bock Active Line® 3C1
Kniegelenk
auf Seite 96

Schaumstoff-
Verkleidung
auf Seite 108

Modular-Adapter
ab Seite 101

Modular-Prothesenfüße
ab Seite 77

Prothesenschäfte/Stumpfbettungen für Oberschenkelprothesen

Besondere Bedeutung für Qualität und Tragekomfort der Prothese hat die individuelle Stumpfbettung des Prothesenschaftes. Sie ist verbindendes Element zwischen dem Körper des Amputierten und der Prothese. Sie kommt der Schnittstelle zwischen "Mensch und Maschine" gleich. Vier grundsätzliche Aufgaben sind von der Oberschenkel-Stumpfbettung zu erfüllen:

– korrekte Aufnahme des Stumpfvolumens
– zuverlässige Haftung der Prothese am Stumpf
– günstige Abstützung für Last- und Kraftübertragung
– sichere Führung der Prothese

Die arterielle, venöse und lymphatische Zirkulation darf nicht beeinträchtigt werden. So können z. B. bei "Gefäßpatienten" kaum lösbare Probleme auftreten. Das gilt auch für häufig wiederkehrende Schwankungen des Stumpfvolumens aus anderen Gründen.

ELLE und HEPP teilen die Oberschenkelstumpfbettung von proximal nach distal in folgende vertikale Funktionsbereiche ein:

– Sitzringbereich (Stumpfeintrittsebene bis ca. 5 cm unterhalb des Tubersitzes)
– Steuerungsbereich (bis ca. 2/3 Stumpflänge)
– Stumpfendbereich (distales Drittel möglichst mit Stumpfendfassung = Kontaktschaft)

Diese Bereiche haben in der Horizontalebene unterschiedliche Formen. Sie sind durch die anatomischen Verhältnisse bedingt und müssen nach funktionellen Gesichtspunkten modelliert werden. Wenn von unterschiedlichen Schaftformen gesprochen wird, z. B. queroval oder längsoval, ist vor allem die horizontale Stumpfeintrittsebene namensgebend.

Die **querovale Schaftform** berücksichtigt weitgehend die anatomischen Strukturen des Stumpfes und wird in Deutschland als Standardeinbettung angewendet (Abb. 1, a). Der Tuberabstützung gegenüber liegt die Frontalpelotte für den vorderen Gegenhalt. Diese Anordnung kann zu einer Einengung des Gefäßbündels führen. Die Verdrängung der Muskulatur durch den Tubersitz und seine

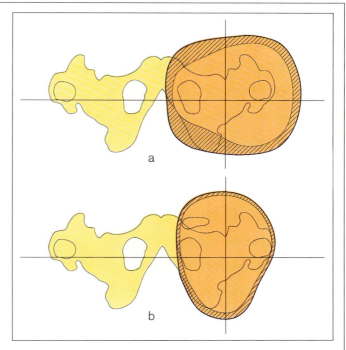

(1) Querovaler Schaft (a), längsovaler Schaft (b)

beckenkippende Wirkung aufgrund der Lage hinter dem Hüftgelenk sind als Nebenwirkung zu nennen.

Der **längsovale Schaft** soll die anatomischen Gegebenheiten des Oberschenkelstumpfes funktionell berücksichtigen (Abb. 1, b). Der Schaft ist im Gegensatz zum querovalen in der anterior-posterioren Richtung relativ weit und in der medial-lateralen Richtung enger. Das frontal gelegene Gefäßbündel wird druckentlastet und die gesamten Weichteile übernehmen hydrostatische Lastübertragungsfunktion. Die dorso-medialen Anteile des Sitzbeinastes werden mit umfaßt und das Tuber ossis ischii wird eingebettet und nicht abgestützt. Dieser Schaft ist "sitzbeinumgreifend", der querovale Schaft dagegen "sitzbeinunterstützend".

CAT-CAM* ist die bekannteste Bezeichnung für diese in Adduktionsstellung aufgebaute Schaftform. Die längsovale Stumpfbettung wird als Vollkontaktschaft gearbeitet. Die Anfertigung ist sehr arbeitsaufwendig, setzt eine exakte Maß-Abformtechnik und große Erfahrung voraus.

Als Materialien für Oberschenkelschäfte kommen Holz, Gießharzlaminate und Thermoplaste zum Einsatz. Flexible Stumpfbettungen aus tiefgezogenem Kunststoff werden von einem Rahmen aus Karbon-Gießharzlaminat gefaßt.

T-CAM = **C**ontoured **A**dducted **T**rochanteric **C**ontrolled **A**lignment **M**ethod

Prothesenschaft aus Holz/aus Gießharz für Modular-Oberschenkelprothese

Beschreibung

Der Prothesenschaft aus Holz oder Gießharz ist als Kontaktbettung mit Ventil gearbeitet.

Auf Wunsch des Patienten, insbesondere bei nicht sehr langen Stümpfen, kann ein zusätzlicher Beckengurt angebracht werden.

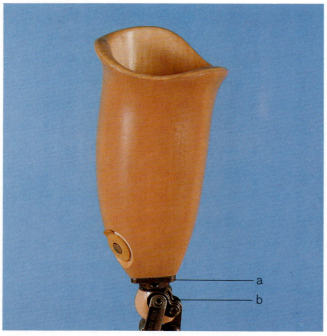

(1) Prothesenschaft aus Holz von medial mit Schaftadapter (a) und Kniegelenk (b)

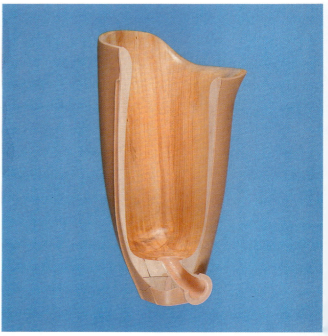

(2) Der Schnitt des Prothesenschaftes zeigt die Stumpfbettung mit Ventilkanal

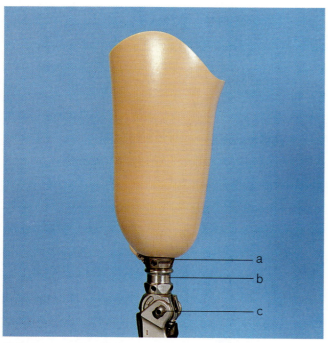

(3) Prothesenschaft aus Gießharz von lateral mit Eingußanker (a), Doppeladapter (b) und Kniegelenk (c)

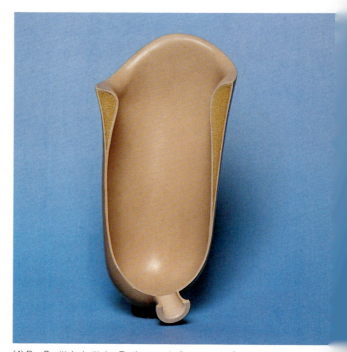

(4) Der Sagittalschnitt des Prothesenschaftes zeigt die Stumpfbettung mit Ventilkanal von medial.

Querovaler Prothesenschaft mit flexibler Stumpfbettung*
für Modular-Oberschenkelprothese

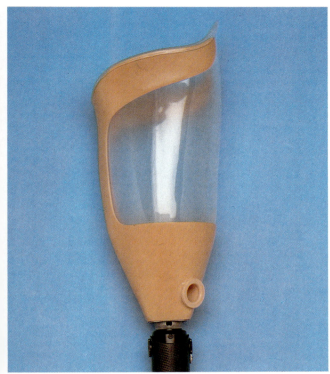

(1) Prothesenschaft mit flexibler Stumpfbettung von ventral

Beschreibung

Die Stumpfbettung ist aus flexiblem Kunststoff als sitzbein-unterstützender Kontaktschaft mit Ventil gearbeitet.
Eine Rahmenkonstruktion aus Karbon-Gießharz-Laminat umfaßt die flexible Stumpfbettung und stellt die Verbindung zum Kniegelenk her.

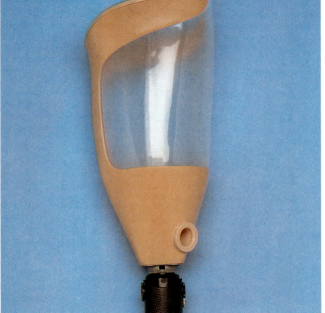

2) Prothesenschaft mit flexibler Stumpfbettung von medial

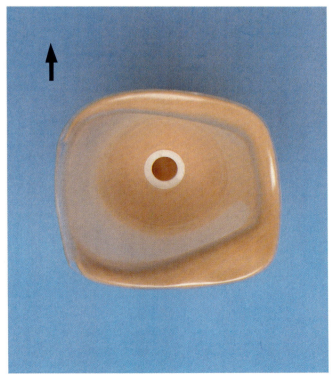

(3) Linksseitige querovale Stumpfbettung von proximal gesehen

Längsovaler Prothesenschaft mit flexibler Stumpfbettung für Modular-Oberschenkelprothese

Beschreibung

Die Stumpfbettung aus flexiblem Kunststoff ist als sitzbein-umgreifender Kontaktschaft mit Ventil gearbeitet.
Eine Rahmenkonstruktion aus Karbon-Gießharz-Laminat umfaßt die flexible Stumpfbettung und stellt die Verbindung zum Kniegelenk her.

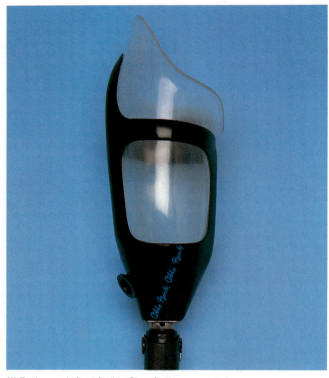

(1) Prothesenschaft mit flexibler Stumpfbettung von ventral

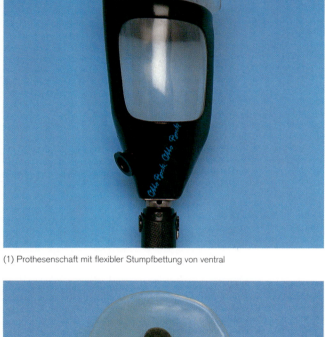

(2) Prothesenschaft mit flexibler Stumpfbettung von medial

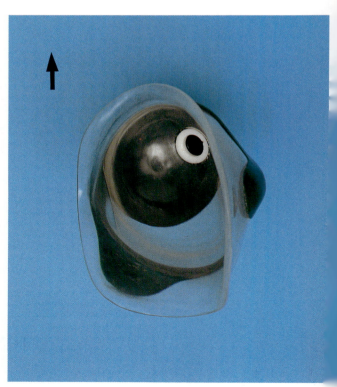

(3) Rechtsseitige längsovale Stumpfbettung von proximal gesehen

CASDaM-Schaft*
für Modular-Oberschenkelprothese

Beschreibung

Zur Herstellung der Stumpfbettung wird zunächst das Positiv computerunterstützt modelliert. Über dieses Modell wird ein selbsttragender Kunststoff-Konus tiefgezogen.
Diese Technik ist auch für Unterschenkel-Stumpfbettungen einsetzbar.

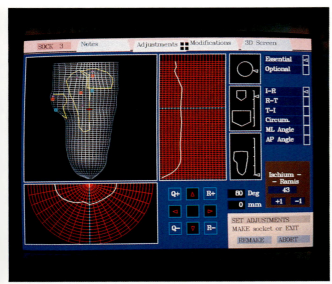

(1) Gitterstrukturmodell eines längsovalen Schaftes auf dem Monitor des PCs

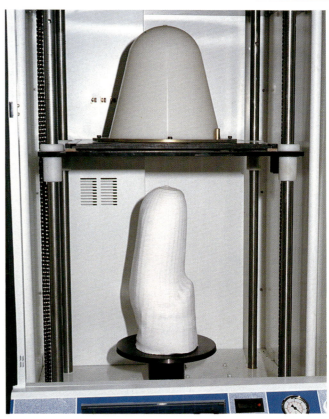

(3) Tiefziehen des Kunststoff-Konus

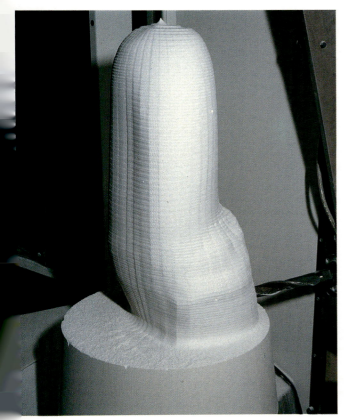

(2) Fräsen des Gipsmodells

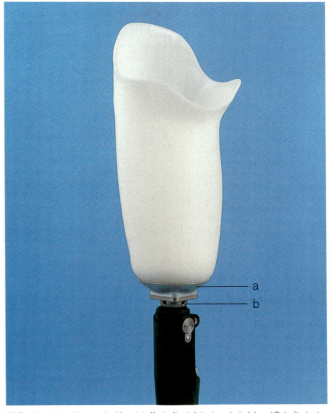

(4) Rechtsseitiger längsovaler Kunststoffschaft mit Adapterschale (a) und Schaftadapter (b)

SDaM=**C**omputer **A**ided **S**ocket **D**esign **a**nd **M**anufacturing

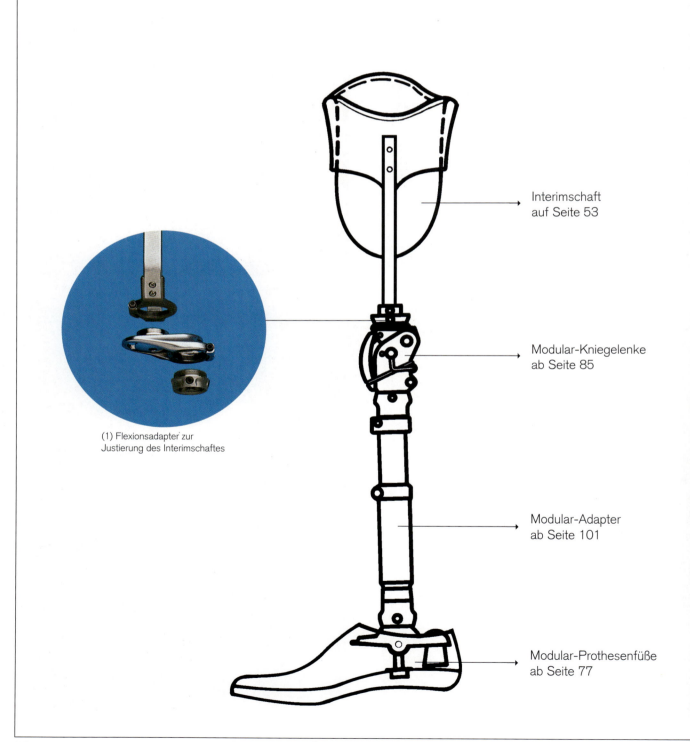

(1) Flexionsadapter zur
Justierung des Interimschaftes

Interimschaft
auf Seite 53

Modular-Kniegelenke
ab Seite 85

Modular-Adapter
ab Seite 101

Modular-Prothesenfüße
ab Seite 77

OTTO BOCK-Habermann-Interimprothese

Beschreibung

Diese Technik ermöglicht die prothetische Frühversorgung von Oberschenkelstümpfen.

Die vorgeformte Stumpfbettung aus Niedrigtemperatur-Thermoplast wird durch Warmluft direkt am Patienten angepaßt.

Ein dickwandiger Sitzring verstärkt den proximalen Anteil der Stumpfbettung. Die Schienen des Sitzring-Adapters stellen die Verbindung zum distalen Bauabschnitt her.

Die Bauteile, außer der Stumpfbettung, sind wiederverwendbar. Der Versorgungszeitpunkt unterliegt ärztlicher Entscheidung.

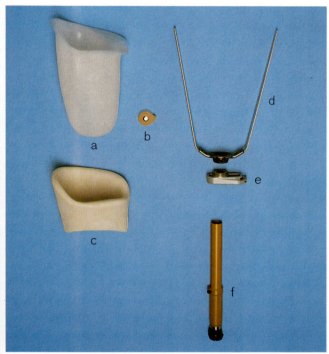

(1) Bauteile: Stumpfbettung (a), Ventil (b), Sitzring (c), Sitzring-Adapter (d), Flexionsadapter (e) und längenverstellbarer Rohradapter (f)

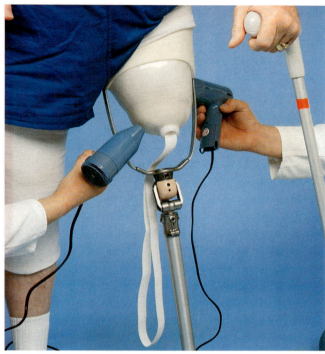

(3) Anschrumpfen der Stumpfbettung mit Warmluft

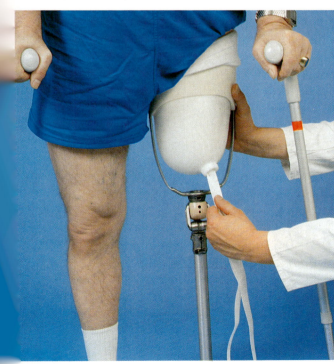

(2) Anziehen der Prothese zum Anschrumpfen

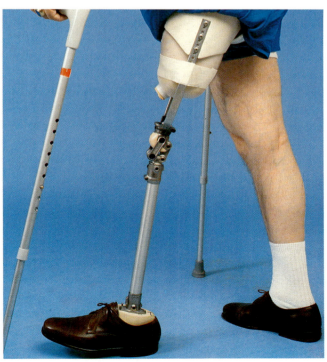

(4) Gehprobe mit fertiger Interimprothese

Bauteile
für eine Modular-Oberschenkelprothese
mit Kippschaft

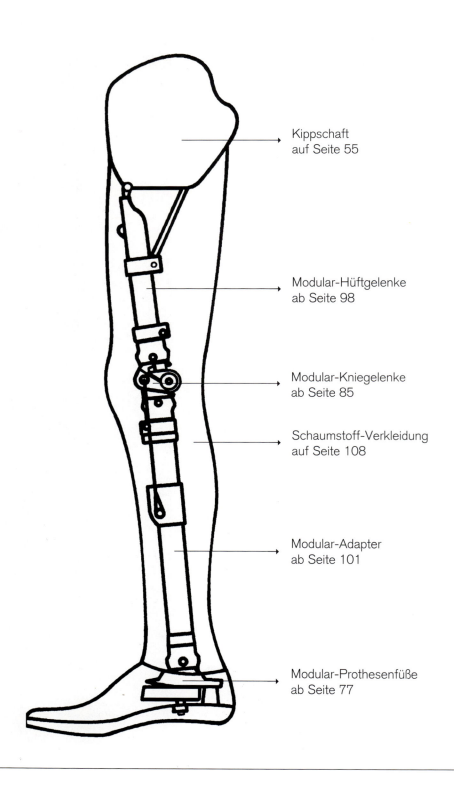

Kippschaft
auf Seite 55

Modular-Hüftgelenke
ab Seite 98

Modular-Kniegelenke
ab Seite 85

Schaumstoff-Verkleidung
auf Seite 108

Modular-Adapter
ab Seite 101

Modular-Prothesenfüße
ab Seite 77

Kippschaft aus Gießharz
für Modular-Oberschenkelprothese

Beschreibung

Der Kippschaft aus Gießharz ist als Kontaktbettung mit Ventil gearbeitet. Er ist über das Rohr des Hüftgelenkes mit dem Kniegelenk verbunden. Diese Konstruktionsanordnung soll das Herausgleiten des kurzen Stumpfes aus der Bettung in der Sitzposition vermeiden. Die Konstruktion kann auch bei Beugebehinderungen im Hüftgelenk eingesetzt werden. Aus Sicherheitsgründen ist ein Beckengurt erforderlich.

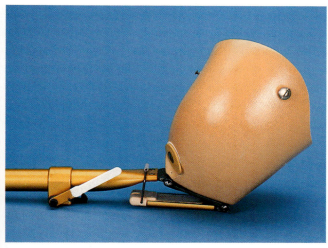

(1) Ansicht des Kippschaftes bei gelöster Feststellung (Sitzposition) von lateral

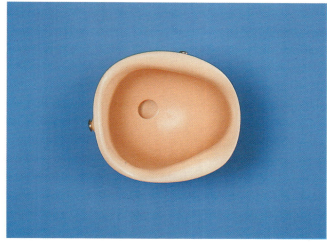

(3) Einblick in die Stumpfbettung von proximal

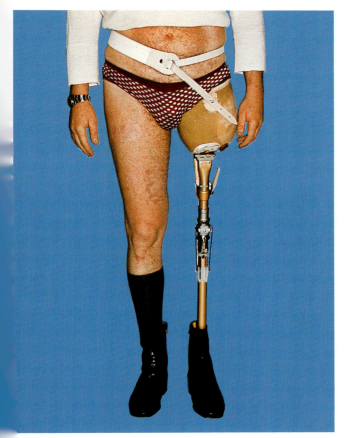

2) Anprobe der Oberschenkelprothese mit Kippschaft

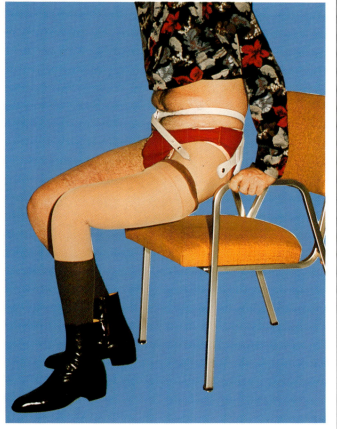

(4) Zum Hinsetzen wird das Gelenk unterhalb der Stumpfbettung entriegelt

Modular-Hüftexartikulationprothese

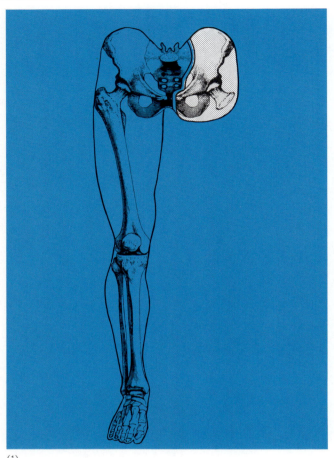

(1)

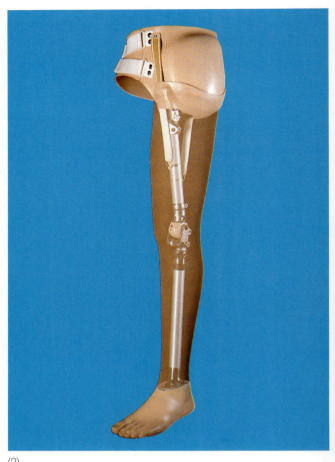

(2)

Diese Prothese ist für die Versorgung von intertrochantären Amputationen, Hüftexartikulationen und Hemipelvektomien geeignet.

Die Stumpfbettung ist als Beckenkorb aus Gießharz mit eingearbeiteter Hüftgelenkplatte ausgebildet. Das Hüftgelenk, das Kniegelenk und der Prothesenfuß werden über Adapter unterschiedlicher Bauart miteinander verbunden.

Liegt eine Hemipelvektomie vor, so kann es notwendig sein, den unteren Brustkorb in den Beckenkorb mit einzubeziehen.

Eine der Beinform individuell angeglichene Schaumstoff-Verkleidung gibt der Prothese ein weitgehend natürliches Aussehen.

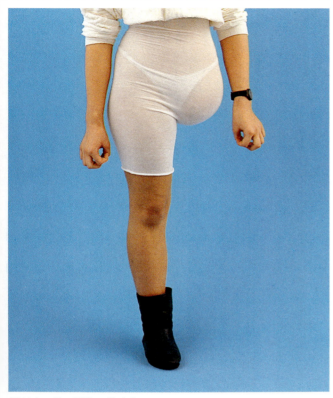

(1) Linksseitige Hüftexartikulation

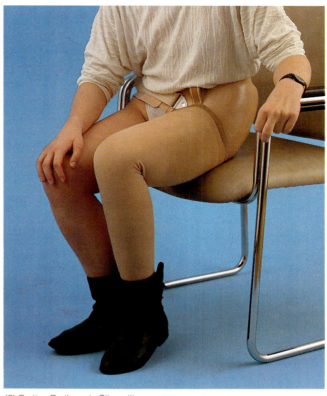

(3) Fertige Prothese in Sitzposition

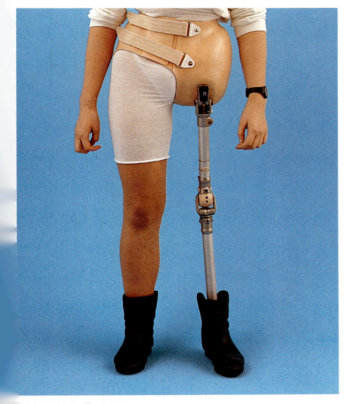

(2) Anprobe der Prothese

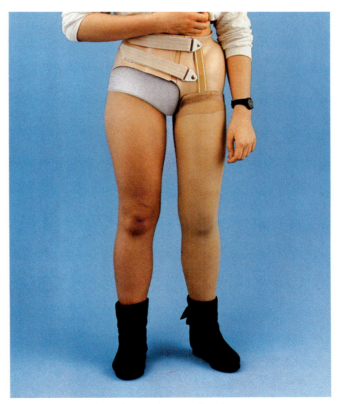

(4) Fertige Prothese für Hüftexartikulation von frontal

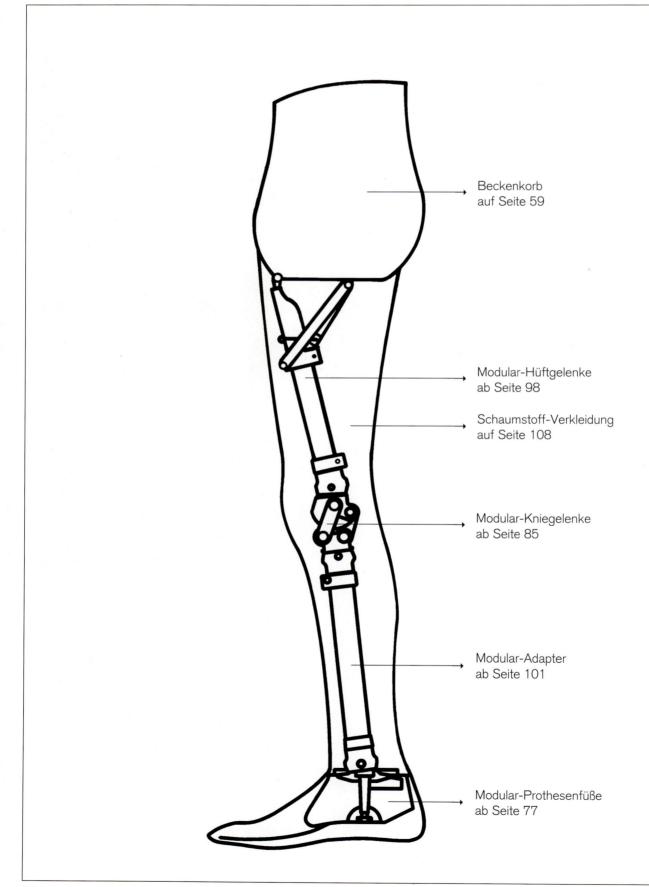

Beckenkorb
auf Seite 59

Modular-Hüftgelenke
ab Seite 98

Schaumstoff-Verkleidung
auf Seite 108

Modular-Kniegelenke
ab Seite 85

Modular-Adapter
ab Seite 101

Modular-Prothesenfüße
ab Seite 77

Beckenkorb aus Gießharz
für Modular-Hüftexartikulationprothese

Beschreibung

Beckenkorb aus Gießharz mit vorderem Verschluß und Sitzpolster.

Bei stärkerem Substanzverlust muß ein entsprechender Ausgleich im Beckenkorb eingearbeitet werden. Bei Hemipelvektomien kann es erforderlich sein, den unteren Brustkorb mit einzubeziehen.

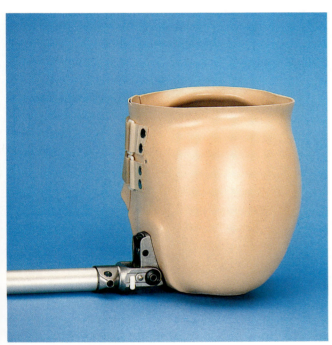

(1) Ansicht des Beckenkorbes in Sitzposition von lateral

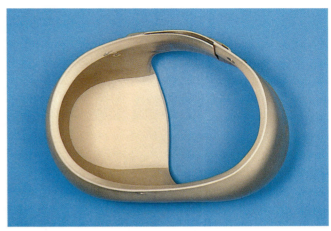

(3) Einblick in den Beckenkorb von proximal

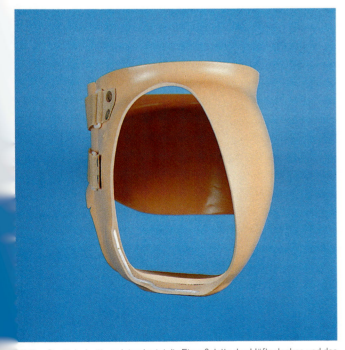

(2) Der Sagittalschnitt von lateral zeigt die Eingußplatte des Hüftgelenkes und das Sitzpolster

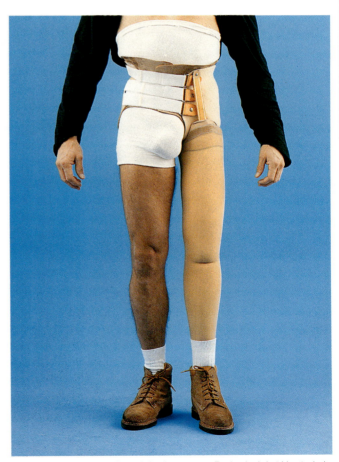

(4) Bis in den thorakalen Bereich hochgezogener Beckenkorb bei Hemipelvektomie

Bauteile für Beinprothesen

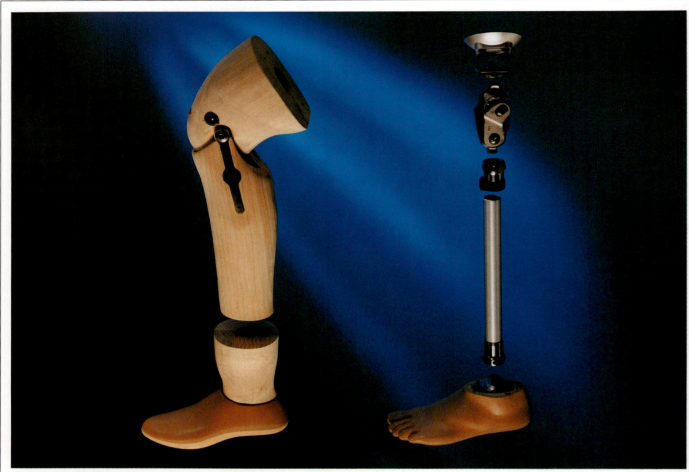

Die industriell gefertigten Bauteile einer Beinprothese werden als Paßteile oder Module bezeichnet. Mit diesen Bauteilen und der individuellen Stumpfbettung stellt der Orthopädietechniker die Prothese her.

Die Paßteile für **Prothesen in Schalenbauweise** bestehen aus Holz oder Kunststoff und enthalten die Funktionselemente. Knie-Waden-Paßteil und Prothesenfuß mit Knöchelteil werden nach statischen Gesichtspunkten aufgebaut und miteinander verleimt.

Bei **Modularprothesen** sind Kniegelenk und Fuß durch Adapter und Rohre miteinander verschraubt. Für den proximalen Anschluß zum Prothesenschaft kommen je nach Material und Stumpflänge unterschiedliche Adapter zum Einsatz. Bei Prothesen für Hüft-exartikulation wird die Verbindung zum Beckenkorb über ein Hüftgelenk hergestellt.

Veränderungen des statischen Aufbaues während der Anprobe und auch nach Fertigstellung der Modularprothese sind durch Justierschrauben jederzeit durchführbar. Ebenso ist der Austausch einzelner Module möglich.

Bei der Auswahl der Paßteile bzw. Module sind unterschiedliche Kriterien zu berücksichtigen: objektive Faktoren sind u. a. die Stumpfverhältnisse, der Zustand und das Alter des Patienten sowie die auftretenden mechanischen Belastungen durch Körpergewicht und -größe sowie Fußlänge. Auch das Umfeld und der Aktivitätsgrad des Amputierten spielen eine wesentliche Rolle.

Ältere Patienten mit geringer Aktivität benötigen besonders Kniesicherheit und einen sicheren Fersenauftritt mit guter Dämpfung. Der Tragekomfort spielt bei ihnen eine größere Rolle als die Dynamik.

Bei sportlichen Amputierten hat die Steuerung der Schwungphase eine größere Bedeutung als die Sicherung der Standphase des Kniegelenkes. Unterstützt wird die Dynamik durch die Verwendung spezieller Prothesenfüße mit elastischer Rückstellkraft (Energiespeicherung).

Zu den subjektiven Einflüssen gehören die Erfahrungen von Arzt, Orthopädietechniker und Amputierten. Auch die Gewohnheiten des Patienten, seine Motivation und seine Erwartungshaltung bestimmen die Paßteilauswahl. Außerdem sollte der Einfluß des Kostenträgers nicht unterschätzt werden.

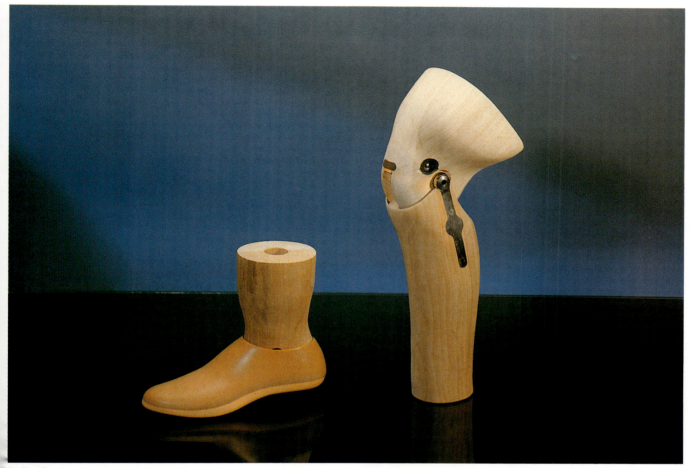

Fußpaßteile mit mechanischem Knöchelgelenk und gelenklose Konstruktionen kommen für die verschiedenen Prothesen zum Einsatz. Die Bauelemente Fußformteil und Knöchelformteil sind durch das Gelenk bzw. bei gelenklosen Füßen durch die Verschraubung miteinander verbunden. Von der Struktur des Fußformteils und von der Konstruktion des Gelenkes hängt die Funktion des Prothesenfußes sowie seine Einordnung in die Prothesenstatik ab. Die Verbindung des Fußes zur Prothese wird über das Knöchelteil aus Holz hergestellt.

Gelenklose Prothesenfüße

SACH*-Füße erhalten ihre Elastizität bei Fersenauftritt und Abrollung durch den Kunststoff des Fußformteiles mit integriertem Fersenkeil. Eine wesentlich größere Flexibilität und besondere dynamische Eigenschaften werden beim Dynamik-Fuß durch große elastische Segmente im Fußformteil erzielt und erhöhen den Tragekomfort für den Patienten (weiche Abrollcharakteristik, gute Stoßdämpfung, allseitige Beweglichkeit).

Prothesenfüße mit Gelenk

Der Normgelenk-Fuß hat ein monozentrisches Gelenk, das Bewegungen in der Sagittal-Ebene zuläßt. Bei der Plantarflexion wird ein Gummipuffer komprimiert; die Dorsalflexion wird durch einen harten Anschlag begrenzt. Greissinger-Füße sind, bedingt durch das Zusammenwirken von elastischen Elementen, allseitig beweglich.

Knie-Waden-Paßteile sind meist aus Holz gefertigt und nehmen die Gelenkmechanik auf. Von ihrer Bauweise und Ausstattung hängen die funktionellen Eigenschaften zur Sicherung der Standphase und Steuerung der Schwungphase ab. Im Wadenteil sind meist Metallschienen befestigt, über die durch eine Knieachse die gelenkige Verbindung zum Knieteil hergestellt wird. Die Schnittfläche des Knieteils dient als Anschluß zur individuellen Stumpfbettung, die des Wadenteils zum Anschluß an das Knöchelformteil des Prothesenfußes. Das dickwandige Material ermöglicht beim Aufbau die Paßteile in den drei Raumebenen zu justieren. Zur Fertigstellung einer Holzprothese gehören die äußere Formgebung, die Reduzierung der Wandstärke von innen und die Oberflächenbehandlung durch Pergamentieren oder Laminieren. Knie-Waden-Paßteile aus Kunststoff werden für die Herstellung von Badeprothesen und Prothesen für Geriatrie-Patienten eingesetzt. Zur Fertigstellung einer Kunststoffprothese gehören nach der äußeren Formgebung das Laminieren und das Ausräumen des Hartschaums, so daß nur das dünnwandige, leichte Gießharzlaminat erhalten bleibt. Die Auswahl des Knie-Waden-Paßteils richtet sich u. a. nach den Stumpfverhältnissen, der körperlichen Leistungsfähigkeit, dem Sicherheitsbedürfnis, der beruflichen Tätigkeit und dem Umfeld des Patienten.

SACH*-Fuß

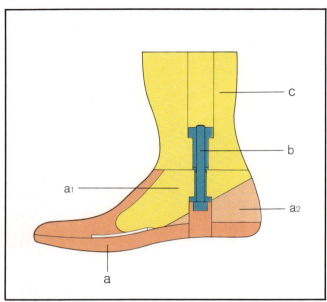

(1) Schnittzeichnung

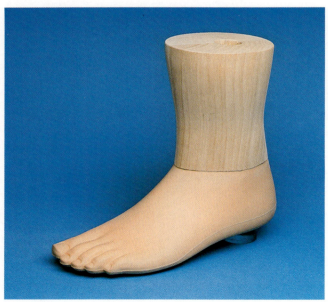

(2) SACH-Fuß mit montiertem Knöchelformteil

SACH-Fuß, mit Knöchelformteil und Verschraubung

Anwendungsbereich

Für alle Prothesen, insbesondere für Unterschenkelprothesen geeignet.

Beschreibung und Funktionsmerkmale

Das Fußformteil (a) hat einen Holzkern (a_1), der mit einem elastischen Kunststoff ummantelt ist.
Fersenkeile (a_2) unterschiedlicher Härte bestimmen die Fersenelastizität.
Das Fußformteil ist mit dem Knöchelformteil (c) aus Holz verschraubt, über das die Verbindung zur Prothese erreicht wird.

SACH-Füße gibt es als Herren-, Damen- und Kinderfüße, für verschiedene Absatzhöhen und in unterschiedlichen Ausführungen.
Die Verschraubung (b) ist in Edelstahl und Titan lieferbar.

*SACH = Solid Ankle Cushion

Dynamik-Fuß

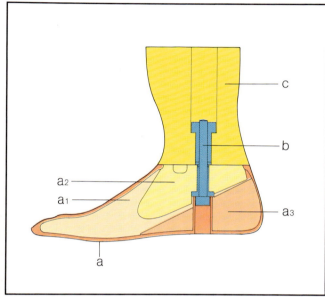

(1) Schnittzeichnung

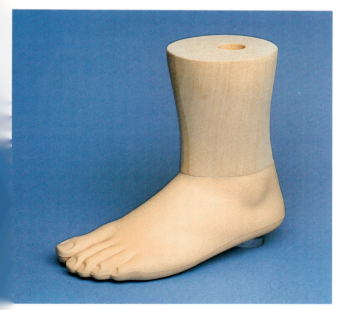

2) Dynamik-Fuß mit montiertem Knöchelformteil

Dynamik-Fuß, mit Knöchelformteil und Verschraubung

Anwendungsbereich

Für alle Prothesen geeignet.

Beschreibung und Funktionsmerkmale

Die Funktion dieses gelenklosen Fußes wird von der differenzierten Struktur des Fußformteiles (a) bestimmt. Die Funktionselemente – Innenfuß (a_1) aus elastischem Kunststoff mit eingeschäumten Holzkern (a_2) und Fersenkeil (a_3) – sind mit einem verschleißfesten, hautfarbenen Kunststoff ummantelt.

Das Fußformteil ist mit dem Knöchelformteil (c) aus Holz verschraubt, über das die Verbindung zur Prothese erreicht wird.
Von anderen gelenklosen Prothesenfüßen unterscheidet sich diese Fußkonstruktion durch die hohe elastische Verformbarkeit des gesamten Fußbereiches.
Diese bewirkt u. a.:
– gute Stoßdämpfung beim Fersenauftritt
– dynamisches Abrollverhalten
– dynamische Überleitung von der Stand- in die Schwungphase
– Ausgleich von Bodenunebenheiten
– Anpassung an unterschiedliche Absatzhöhen ohne Aufbaukorrektur (Beispiel: Gehen mit Schuhen oder ohne Schuhe)

Dynamik-Füße gibt es als Herren- und Damenfüße.
Die Verschraubung (b) ist in Edelstahl und Titan lieferbar.

Normgelenk-Fuß

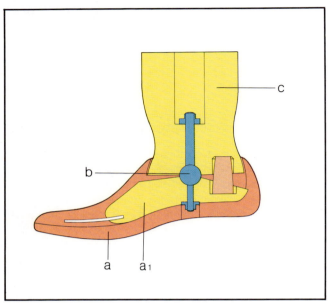

(1) Schnittzeichnung

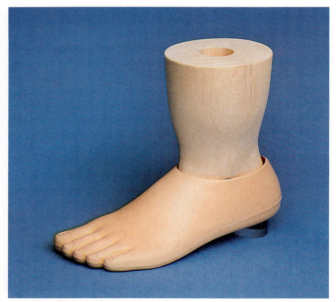

(2) Normgelenk-Fuß

Normgelenk-Fuß, mit Knöchelformteil

Anwendungsbereich

Für alle Prothesen, insbesondere für Knieexartikulations-, Oberschenkel- und Hüftexartikulationsprothesen geeignet.

Beschreibung und Funktionsmerkmale

Das geschäumte Fußformteil (a) mit Holzkern (a_1) hat Aussparungen zur Aufnahme des Normgelenkes (b). Es verbindet Fußformteil und Knöchelformteil (c) miteinander.
Gummipuffer unterschiedlicher Härte bestimmen das Ausmaß der Plantarflexion, während ein starrer Anschlag die Dorsalextension begrenzt.
Die Verbindung zur Prothese wird über das Knöchelformteil aus Holz hergestellt.

Normgelenk-Füße gibt es für verschiedene Absatzhöhen und in unterschiedlichen Ausführungen.
Das Normgelenk (b) ist in Edelstahl lieferbar.

Greissinger-Fuß,
allseitig beweglich

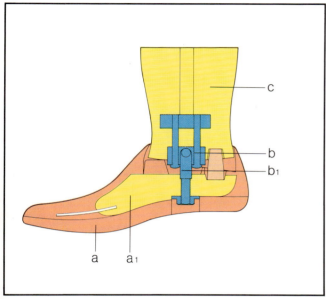

(1) Schnittzeichnung

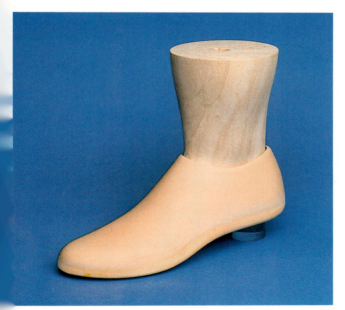

2) Greissinger-Fuß

Greissinger-Fuß, mit Knöchelformteil

Anwendungsbereich

Für alle Prothesen, außer für Badeprothesen, geeignet.

Beschreibung und Funktionsmerkmale

Das geschäumte Fußformteil (a) mit Holzkern (a_1) hat Aussparungen zur Aufnahme des Greissinger-Fußgelenkes (b). Es verbindet Fußformteil und Knöchelformteil (c) miteinander. Die allseitige Beweglichkeit wird duch die elastisch aufgehängte Lagergabel (b_1) und ein ringförmiges Gummielement erreicht.
Gummipuffer unterschiedlicher Härte bestimmen das Ausmaß der Plantarflexion, während ein elastischer Anschlag die Dorsalextension begrenzt.
Die Verbindung zur Prothese wird über das Knöchelfomteil aus Holz hergestellt.

Greissinger-Füße stehen in verschiedenen Ausführungen zur Verfügung.
Die Lagergabel (b_1) ist in Edelstahl und in Titan lieferbar.

Knie-Waden-Paßteil,
monozentrisch, mit Rahmenanschlag

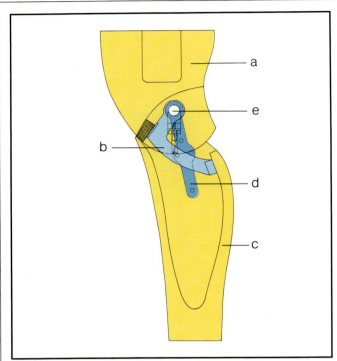

(1) Schnittzeichnung

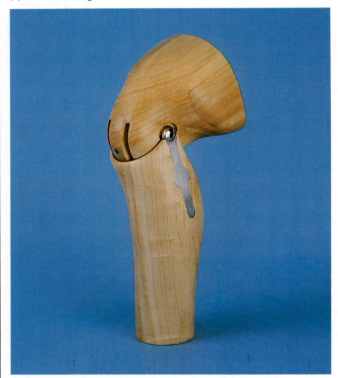

(2) Knie-Waden-Paßteil (3P1)

Knie-Waden-Paßteil (3P21), mit Rahmenanschlag

Knie-Waden-Paßteil (3P1), mit Rahmenanschlag

Anwendungsbereich

Für Oberschenkelstümpfe geeignet.

Beschreibung und Funktionsmerkmale

Das Knieteil (a) mit Schlitzen für den Rahmenanschlag (b) und Achsbohrung mit Buchsen ist mit dem Wadenteil (c) über seitliche Gelenkschienen (d) durch die Knieachse (e) verbunden.

Die Kniesicherheit beim Stehen und während der Standphase des Gehens wird durch Rückverlagerung der Knieachse hinter die Belastungslinie erzielt.

Eine regulierbare Achsbremse steuert die Schwungphase. Als Vorbringer dient ein Gummizug, der an der Vorderseite der Prothese angebracht wird.

Für die Kinderversorgung steht ein monozentrisches Knie-Waden-Paßteil mit Mittelanschlag (3P21) zur Verfügung.

Knie-Waden-Paßteil,
monozentrisch, mit Innenvorbringer

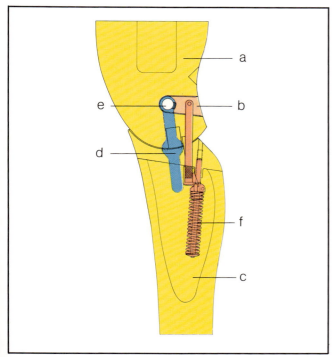

(1) Schnittzeichnung

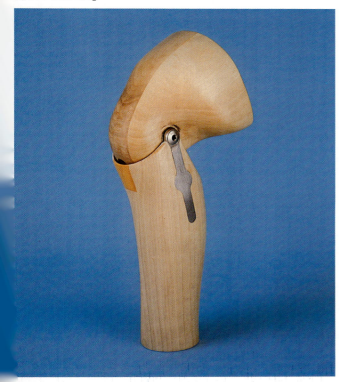

2) Knie-Waden-Paßteil (3P25)

Knie-Waden-Paßteil (3P25), mit Innenvorbringer

Anwendungsbereich

Für Oberschenkelstümpfe geeignet.

Beschreibung und Funktionsmerkmale

Das Knieteil (a) mit Aussparung für den Bremsblock (b) und Achsbohrung mit Buchsen ist mit dem Wadenteil (c) über seitliche Gelenkschienen (d) durch die Knieachse verbunden. Die Kniesicherheit beim Stehen und während der Standphase des Gehens wird durch Rückverlagerung der Knieachse hinter die Belastungslinie erzielt.

Der im Wadenteil untergebrachte Vorbringer (f) und die Reibung zwischen Bremsblock und Knieachse können zur Steuerung der Schwungphase unabhängig voneinander reguliert werden.

JÜPA-Knie-Waden-Paßteil,
mit monozentrischem Bremskniegelenk und
Innenvorbringer

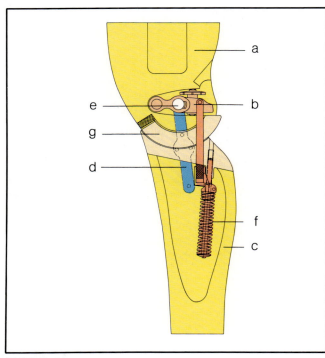

(1) Schnittzeichnung

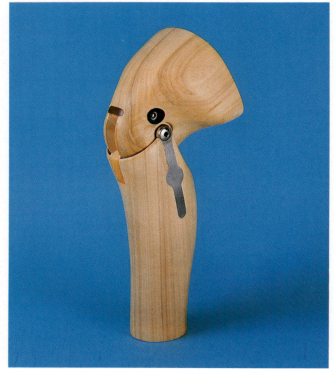

(2) Knie-Waden-Paßteil (3P23)

JÜPA-Knie-Waden-Paßteil (3P23), mit Bremskniegelenk und Innenvorbringer

Anwendungsbereich

Für Oberschenkelstümpfe und Hüftexartikulationen* geeignet.

Beschreibung und Funktionsmerkmale

Das Knieteil (a) mit Aussparung für den Schwingblock (b) und Achsbohrung mit Buchsen ist mit dem Wadenteil (c) über seitliche Gelenkschienen (d) durch die Knieachse (e) verbunden.

Die Kniesicherheit beim Stehen und während der Standphase des Gehens wird duch Rückverlagerung der Knieachse hinter die Belastungslinie erzielt und durch eine belastungsabhängige, mechanische Bremsvorrichtung erhöht. Dabei wird bei Belastung der Keilsteg mit Bremssegmenten (g) in die Keilnut des Knieteiles gepreßt (Bremsvorgang).

Bei Entlastung der Prothese hebt eine Druckfeder die Bremswirkung auf. Die Bremswirkung dieses Gelenkes ist individuell einstellbar.

Der im Wadenteil untergebrachte Vorbringer (f) und die Reibung zwischen Schwingblock und Knieachse können zur Steuerung der Schwungphase unabhängig voneinander reguliert werden.

*Für die Hüftexartikulationsprothese steht ein JÜPA-Knie-Waden-Paßteil (3P29) mit zweiter Achse für den Stützstab zu Verfügung.

Knie-Waden-Paßteil,
monozentrisch, mit Feststellung

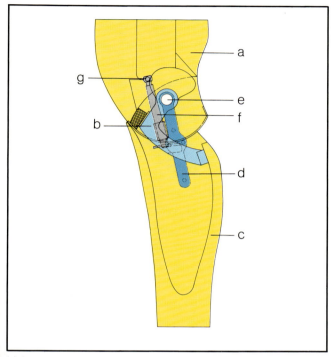

(1) Schnittzeichnung

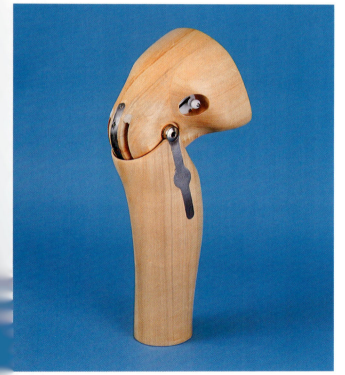

(2) Knie-Waden-Paßteil (3P4)

Knie-Waden-Paßteil (3P4), mit Feststellung

Anwendungsbereich

Für Oberschenkelstümpfe geeignet, wegen der Feststellung insbesondere für Patienten mit hohem Sichheitsbedürfnis zu empfehlen.

Beschreibung und Funktionsmerkmale

Das Knieteil (a) mit Schlitzen für den Rahmenanschlag (b) und Achsbohrung mit Buchsen ist mit dem Wadenteil (c) über seitliche Gelenkschienen (d) durch die Knieachse (e) verbunden.

Die Feststellmechanik (f) ist im Knieteil untergebracht und sichert das Gelenk in Streckstellung über einen Feststellbolzen, der im Rahmenanschlag einrastet.

Zur Freigabe der Kniebeugung, z. B. beim Hinsetzen, wird das Gelenk über den Feststellhebel (g) entriegelt. Zur Unterstützung der Kniestreckung dient ein Gummizug, der an der Vorderseite der Prothese angebracht wird.

Knie-Waden-Paßteil,
monozentrisch, mit Feststellung

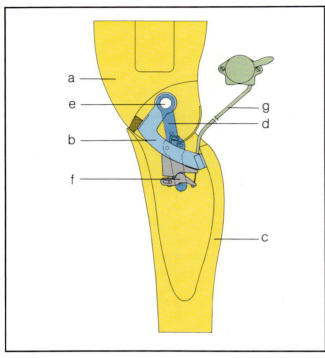

(1) Schnittzeichnung

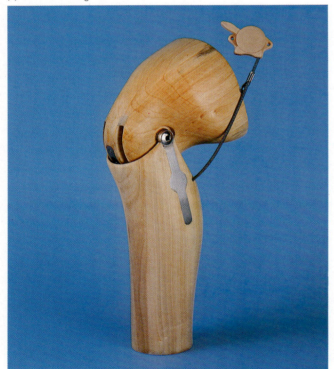

(2) Knie-Waden-Paßteil (3P52)

Knie-Waden-Paßteil (3P52), mit Feststellung

Anwendungsbereich

Für Oberschenkelstümpfe geeignet, wegen der Feststellung insbesondere für Patienten mit hohem Sicherheitsbedürfnis zu empfehlen. Diese Konstruktion erlaubt, wegen der besonderen Anordnung der Feststellmechanik, auch die Versorgung sehr langer Oberschenkelstümpfe.

Beschreibung und Funktionsmerkmale

Das Knieteil (a) mit Schlitzen für den Rahmenanschlag (b) und Achsbohrung mit Buchsen ist mit dem Wadenteil (c) über seitliche Gelenkschienen (d) durch die Knieachse (e) verbunden.

Die Feststellmechanik (f) ist im Wadenteil untergebracht und sichert das Gelenk in Streckstellung über einen Feststellbolzen, der im Knieteil einrastet.

Zur Freigabe der Kniebeugung, z. B. zum Hinsetzen, wird das Gelenk über den Feststellzug (g) entriegelt. Zur Unterstützung der Kniestreckung dient ein Gummizug, der an der Vorderseite der Prothese angebracht wird.

LANG-Knie-Waden-Paßteil, polyzentrisch

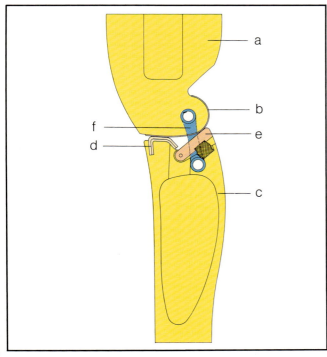

(1) Schnittzeichnung

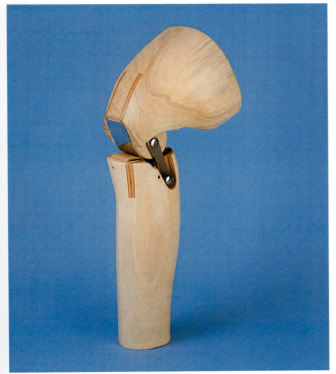

(2) Knie-Waden-Paßteil (3P33)

LANG-Knie-Waden-Paßteil (3P33), polyzentrisch

Anwendungsbereich

Für Oberschenkelstümpfe geeignet, auch für lange Stümpfe.

Beschreibung und Funktionsmerkmale

Das Knieteil (a) mit Kurvenplatte (b) ist mit dem Wadenteil (c) mit Gleitbahn (d) und Keilstück (e) über einen Achsrahmen (f) verbunden.

Beim Beugen des Kniegelenkes gleitet die Kurvenplatte des Knieteiles auf der Gleitbahn und dem Keilstück des Wadenteils. Dabei ergibt sich eine geringfügige Polyzentrizität.

Die Kniesicherheit im Stehen und während der Standphase des Gehens wird durch den statischen Aufbau erreicht.

Zur Unterstützung der Kniestreckung dient ein Gummizug, der an der Vorderseite der Prothese angebracht ist.

Das federnd aufgehängte Keilstück bewirkt eine weiche Streckbegrenzung.

Knie-Waden-Paßteil aus Kunststoff, monozentrisch, mit Feststellung

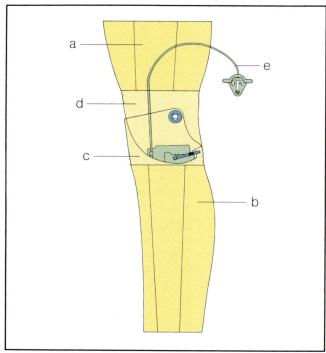

(1) Schnittzeichnung

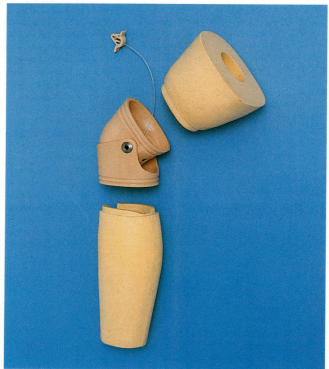

(2) Knie-Waden-Paßteil (3K9)

Knie-Waden-Paßteil (3K9), aus Kunststoff, mit Feststellung

Anwendungsbereich

Für Oberschenkelstümpfe, bei Altersversorgungen, wegen der Feststellung insbesondere für Patienten mit hohem Sicherheitsbedürfnis zu empfehlen. Auch für Badeprothese* geeignet.

Beschreibung und Funktionsmerkmale

Das Paßteil besteht aus dem Kunststoff-Kniegelenk (4K10) und dem aufgesteckten Knie- (a) und Wadenteil (b) aus PEDILEN®-Hartschaum. Gelenkunter- (c) und -oberteil (d) sind duch die Knieachse verbunden.
Die Feststellmechanik ist im Gelenkoberteil eingebaut und sichert das Gelenk in Streckstellung durch Einrasten der Feststeller-Platte an der Vorderseite des Gelenkunterteils.
Zur Freigabe der Kniebeugung, z. B. zum Hinsetzen, wird das Gelenk über den Feststellzug (e) eintriegelt.
Knie- und Wadenteil werden zur Anprobe am Gelenk befestigt und stellen die Verbindung zum Prothesenfuß bzw. zur Stumpfbettung her. Abschließend werden die Prothesenteile laminiert und der PEDILEN®-Hartschaum entfernt, so daß nur das dünnwandige Gießharzlaminat erhalten bleibt.

*Für die Herstellung einer Badeprothese ist das Knie-Waden-Paßteil mit Titanachse lieferbar.

Bauteile für OTTO BOCK Modular-Beinprothesen

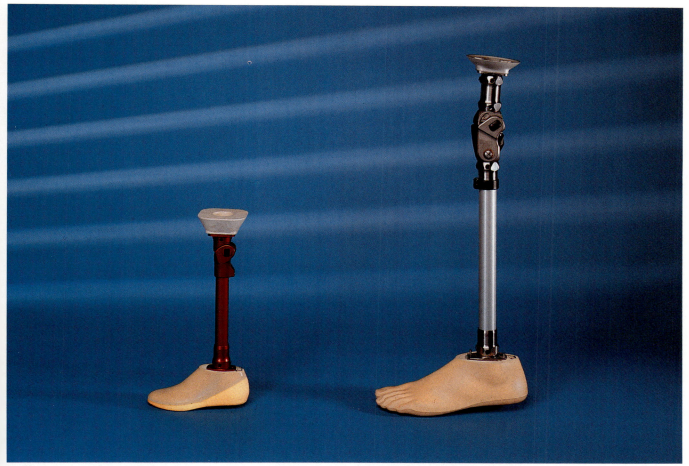

Die mechanischen Bauteile der Modular-Beinprothesen bezeichnet man als Module. Ihre Dimensionen ermöglichen die Unterbringung innerhalb der kosmetischen Schaumstoff-Verkleidung. Die Gelenke und Adapter sind lösbar miteinander verbunden und lassen sich in den drei Raumebenen justieren. Die Module sind austauschbar, ohne die Justierposition zu verändern.

Durch moderne Technologien mit einer breiten Palette von Fuß- und Kniekonstruktionen sowie durch zusätzliche Funktionselemente sind die Modular-Prothesen den Prothesen in Schalenbauweise überlegen.

Die Auswahl der Module aus Aluminium, Edelstahl und Titan richtet sich nach dem Körpergewicht des Patienten. Neben dem Modularrohr mit 30 mm ø steht für höhere Belastung ein 34-mm-Rohr zur Verfügung.

Die Bauteile für die Versorgung von Kindern sind aus Aluminium gefertigt. Sie haben einen Rohrdurchmesser von 22 mm und sind roteloxiert. Das System ist für Kinder vom 2. bis 12. Lebensjahr geeignet und auf 45 kg Körpergewicht, 145 cm Körpergröße und bis zur Fußgröße 21 cm begrenzt. Über die Länge der Rohradapter ist die maximale Körpergröße vorgegeben. Die Tragezeit ist wachstumsbedingt auf zwei Jahre beschränkt.

Eine der Beinform individuell angeglichene Schaumstoff-Verkleidung gibt der Prothese ein weitgehend natürliches Aussehen.

Die Produkte werden nach ISO*-Empfehlungen geprüft.

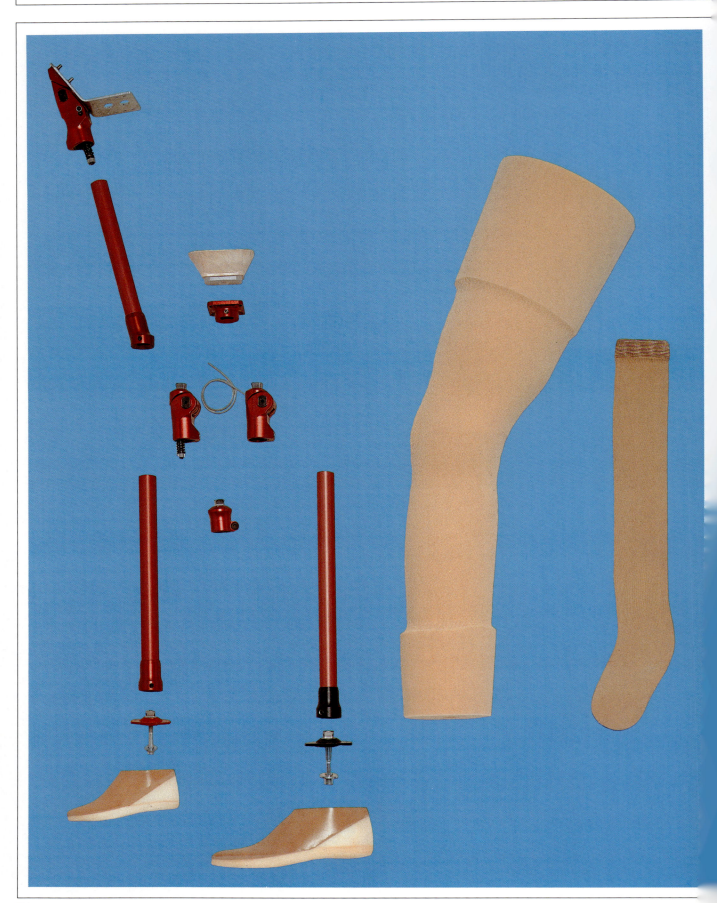

Bauteile für Kinder-Modular-Prothesen

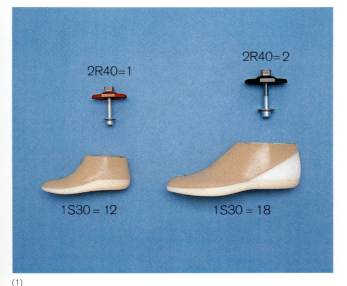

(1)

SACH-Fuß (1S30)

Für alle Modularprothesen für Kinder vom 2. bis 12. Lebensjahr geeignet.

Das Fußformteil hat einen Holzkern, der mit einem elastischen Kunststoff ummantelt ist. Die Fersenelastizität wird von dem Fersenkeil bestimmt.

SACH-Fuß-Adapter (2R40=1/=2)

Der Adapter aus Aluminium wird mit dem Fußformteil verschraubt und durch den Justierkern mit der Prothese verbunden.

Zwei unterschiedliche Größen sind lieferbar:
für Fußgröße 12 bis 17 cm, M6, roteloxiert
für Fußgröße 18 bis 21 cm, M8, schwarzeloxiert

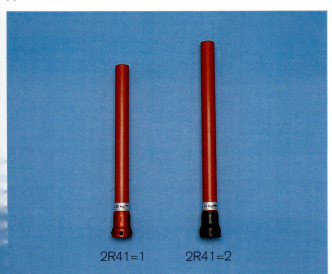

(2)

Rohradapter (2R41=1/=2)

Zur Überbrückung der Distanz zwischen Prothesenfuß und Stumpfbettung bzw. Kniegelenk.
Zwei unterschiedliche Längen sind lieferbar:
260 mm, bis 35 kg Körpergewicht, Adapter roteloxiert
300 mm, bis 45 kg Körpergewicht, Adapter schwarzeloxiert

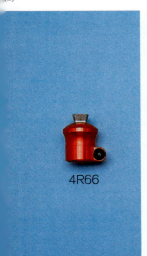

(3)   (4)

Schraubadapter (4R66)

Zur Verbindung zwischen Rohr- und Schaftadapter bei Unterschenkelprothesen.

Schaftansatz (5R9)

Für die Befestigung an der Stumpfbettung, zum Anschluß des Schaftadapters.

Schaftadapter (4R60)

Zur Verbindung von Justierkern des distalen Bauabschnittes und Schaftansatz der Stumpfbettung.

Bauteile für Kinder-Modular-Beinprothesen

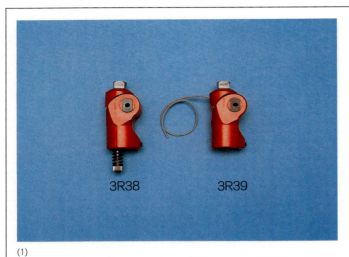

(1)

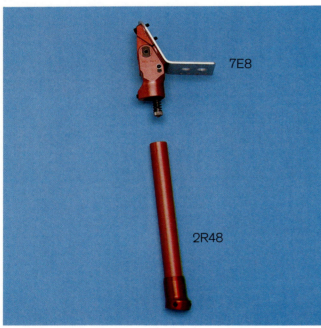

(2)

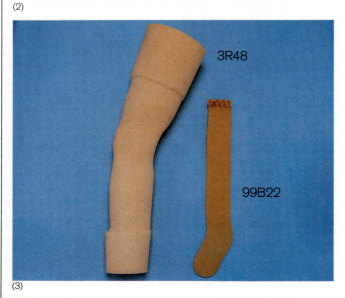

(3)

Modular-Kniegelenk (3R38)

Dieses monozentrische Kniegelenk mit Innenvorbringer ist für Oberschenkelstümpfe und Hüftexartikulationen geeignet.

Gelenkoberteil und -unterteil sind mit der in wartungsfreien Buchsen laufenden Knieachse verbunden. Die Kniesicherheit beim Stehen und während der Standphase des Gehens wird durch Rückverlagerung der Knieachse hinter die Belastungslinie erzielt.
Zur Einstellung der Schwungphase kann die Kraft der Vorbringerfeder reguliert werden.

Modular-Kniegelenk, mit Feststellung (3R39)

Dieses monozentrische Kniegelenk ist für Oberschenkelstümpfe und Hüftexartikulationen geeignet, insbesondere für Kinder mit hohem Sicherheitsbedürfnis.
Die Konstruktion ist weitgehend baugleich mit dem obengenannten Gelenk (3R38). Zur Sicherung in Streckstellung dient eine eingebaute Feststellung, die beim Hinsetzen über einen Zug entriegelt wird.

Modular-Hüftgelenk (7E8)

Dieses Hüftgelenk ist für Hüftexartikulationen und Hemipelvektomien geeignet.
Das Gelenkoberteil wird mit der im Beckenkorb einlaminierten Eingußplatte verschraubt. Das Gelenkunterteil nimmt den abgewinkelten Rohradapter auf, der die Verbindung zum distalen Bauabschnitt herstellt. Eine stufenlos einstellbare Vorbringerfeder begrenzt das Bewegungsausmaß beim Gehen. Die Position des Gelenkes läßt sich über Stellschrauben regulieren.

Rohradapter, abgewinkelt (2R48)

Zur Überbrückung der Distanz zwischen Hüft- und Kniegelenk.

Schaumstoff-Überzug (3R48)

Die kosmetische Verkleidung der Prothese muß individuell aus diesem Schaumstoff-Überzug hergestellt werden.

Perlon-Überziehstrumpf (99B22)

Zum äußeren Abschluß der Prothese.

OTTO BOCK Modular-Prothesenfüße

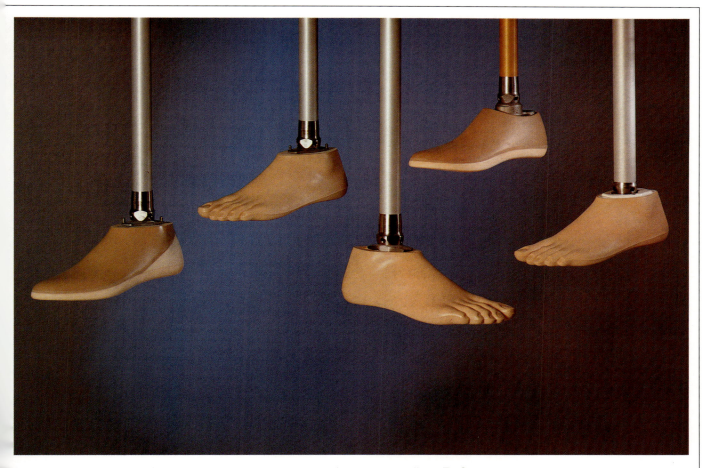

Modular-Prothesenfüße sind aus den bewährten konventionellen Paßteilen entwickelt worden. Von der Struktur des Fußformteiles und der jeweiligen Konstruktion des Gelenkes mit Adapter hängt die Funktion des Prothesenfußes sowie seine Einordung in die Prothesenstatik ab.

Gelenklose Prothesenfüße

SACH*-Füße erhalten ihre Elastizität bei Fersenauftritt und Abrollung durch den Kunststoff des Fußformteiles mit integriertem Fersenkeil. Für Geriatrie-Patienten steht eine Ausführung in Leichtbauweise zur Verfügung. Größere Flexibilität, gute Stoßdämpfung und weiche Abrollcharakteristik werden beim Dynamik-Fuß durch große elastische Segmente im Fußformteil erzielt und erhöhen den Tragekomfort für den Patienten. Der Dynamic-pro-Fuß speichert bei der Abrollung Energie in einem Federelement aus Kunststoff, dessen Rückstellkraft die Dynamik des Gangbildes verbessert. Die elastische Rückstellkraft und eine individuelle Federcharakteristik kennzeichnen den OTTO BOCK ACTIVE LINE® Fuß. Diese Neuentwicklung basiert auf den Anforderungen aktiver Patienten.

Prothesenfüße mit Gelenk

Der Normgelenk-Fuß hat ein monozentrisches Gelenk, das Bewegungen in der Sagittal-Ebene zuläßt. Bei der Plantarflexion wird ein Gummipuffer komprimiert; die Dorsalextension wird durch einen Anschlag begrenzt. Eine Leichtbauvariante wurde für Geriatrie-Patienten entwickelt.
Greissinger-Füße sind, bedingt durch das Zusammenwirken von elastischen Elementen, allseitig beweglich. Beim Multiax-Fuß sind allseitige Gelenkbewegungen mit den Eigenschaften des Dynamik-Fußes kombiniert. Die Auswahl des jeweiligen Fußtyps richtet sich u. a. nach der Prothesenart, des verwendeten Kniegelenkes, der körperlichen Leistungsfähigkeit, der beruflichen Tätigkeit und dem Umfeld des Patienten. Die justierbare Verbindung des Fußes mit der Prothese wird über den Justierkern des Adapters hergestellt.

SACH = **S**olid **A**nkle **C**ushion **H**eel

SACH*-Fuß
Geriatrie-Fuß

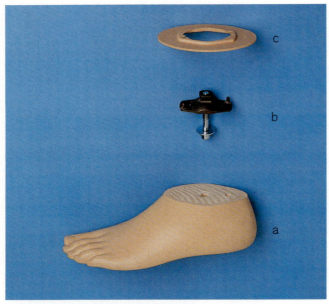

(1) SACH-Fuß mit Adapter und Verbindungsplatte

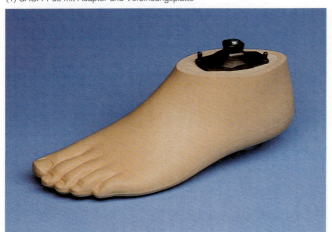

(2) SACH-Fuß mit montiertem Adapter

SACH-Fuß, mit Modular-Adapter

Anwendungsbereich

Für alle Modular-Prothesen, insbesondere für Unterschenkelprothesen, geeignet.

Beschreibung und Funktionsmerkmale

Das Fußformteil (a) hat einen Holzkern, der mit einem elastischen Kunststoff ummantelt ist.
Fersenkeile unterschiedlicher Härte bestimmen die Fersenelastizität.
Der Adapter* (b) wird mit dem Fußformteil verschraubt und durch den Justierkern mit der Prothese verbunden. Die an der kosmetischen Schaumstoffverkleidung befestigte Verbindungsplatte (c) wird auf den Modular-Adapter gesteckt.

SACH-Füße gibt es als Herren- und Damenfüße, für unterschiedliche Absatzhöhen und in verschiedenen Ausführungen.
*Der Adapter ist in Edelstahl (2R8), Titan (2R31) und Aluminium (2R54) lieferbar.

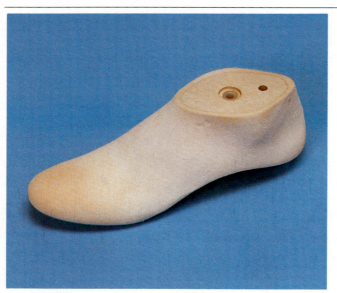

(3) Geriatrie-Fuß

Geriatrie-Fuß (1G5)

Anwendungsbereich

Nur für die Versorgung von Geriatrie-Patienten geeignet.

Beschreibung und Funktionsmerkmale

Das geringe Gewicht dieses Fußformteiles wird durch einen kleinen Holzkern und den offenporigen, elastischen Kunststoff erreicht.

*SACH = **S**olid **A**nkle **C**ushion

Dynamik-Fuß

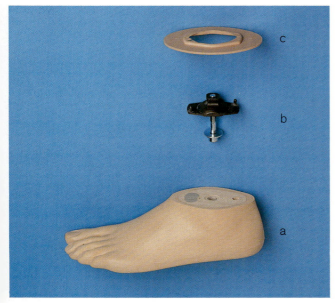

(1) Dynamik-Fuß mit Adapter und Verbindungsplatte

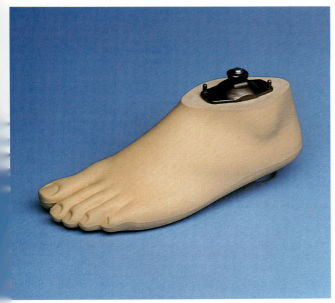

2) Dynamik-Fuß mit montiertem Adapter

Dynamik-Fuß (1D10/1D11), mit Modular-Adapter

Anwendungsbereich

Für alle Modular-Prothesen geeignet, insbesondere für Unterschenkelprothesen.

Beschreibung und Funktionsmerkmale

Die Funktion dieses gelenklosen Fußes wird von der differenzierten Struktur des Formteiles (a) bestimmt. Die Funktionselemente – Innenfuß aus elastischem Kunststoff mit eingeschäumtem Holzkern und Fersenkeil – sind mit einem verschleißfesten, elastischen Kunststoff ummantelt.
Der Adapter* (b) wird mit dem Formteil verschraubt und durch den Justierkern mit der Prothese verbunden. Die an der kosmetischen Schaumstoffverkleidung befestigte Verbindungsplatte (c) wird auf den Modular-Adapter gesteckt.
Von anderen gelenklosen Prothesenfüßen unterscheidet sich diese Fußkonstruktion durch die hohe elastische Verformbarkeit des gesamten Fußbereiches.
Diese bewirkt u. a.:

* gute Stoßdämpfung beim Fersenauftritt
* dynamisches Abrollverhalten
* Ausgleich von Bodenunebenheiten
* Anpassung an unterschiedliche Absatzhöhen ohne Aufbaukorrektur (Beispiel: Gehen mit Schuhen oder ohne Schuhe)

Dynamik-Füße gibt es als Herren- (1D10) und Damenfüße (1D11).
*Der Adapter ist in Edelstahl (2R8) und Titan (2R31) lieferbar.

DYNAMIC *pro* -Fuß

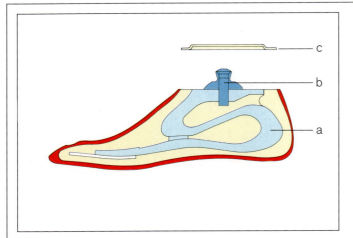

(1) Schnittzeichnung

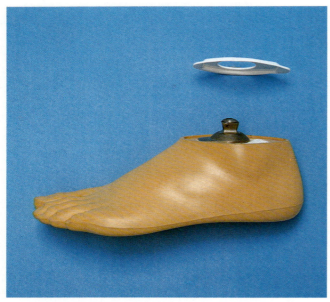

(2) Dynamic-pro-Fuß mit Verbindungsplatte

Dynamic-pro-Fuß (1D20), mit Modular Adapter

Anwendungsbereich

Für alle Modular-Prothesen geeignet. Insbesondere für aktive Patienten zu empfehlen.

Beschreibung und Funktionsmerkmale

Die Funktion dieses gelenklosen Fußes wird von der s-förmigen Kunststoff-Feder (a) bestimmt.
Diese ist eingeschäumt und wird von einem verschleißfesten, elastischen Kunststoff ummantelt.
Der Modular-Adapter (b) aus Titan ist integrierter Bestandteil des Fußes. Er wird über den Justierkern mit der Prothese verbunden. Die an der kosmetischen Schaumstoffverkleidung befestigte Verbindungsplatte (c) wird auf den Modular-Adapter gesteckt.

Die besonderen Eigenschaften dieser Fußkonstruktion für aktives Gehen sind:
- physiologisches Abrollverhalten durch abgestufte Elastizität
- elastische Axialkompression bei Belastung
- Ausgleich von Bodenunebenheiten
- elastische Rückstellkraft des Vorfußes

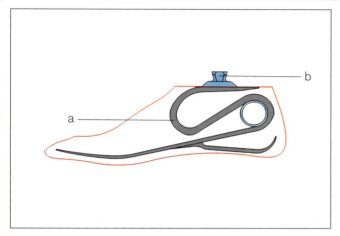

(1) Schnittzeichnung

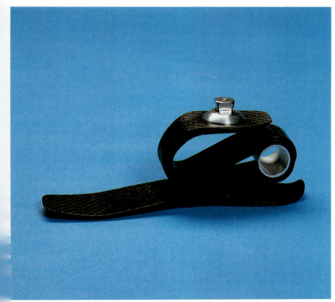

(2) OTTO BOCK AKTIVE LINE®-Fuß

OTTO BOCK ACTIVE LINE® Fuß (1C30)

Anwendungsbereich

Für alle Modular-Prothesen geeignet. Insbesondere für aktive und sportliche Patienten zu empfehlen.

Beschreibung und Funktionsmerkmale

Dieser neu entwickelte Fuß erhält seine differenzierte Funktion durch ein s-förmiges Federelement (a) aus karbonfaserverstärktem Kunststoff (CFK). Die ausgewogene Federcharakteristik, die elastische Rückstellkraft, die hohe Stabilität sowie das geringe Gewicht können nur mit Hilfe einer aufwendigen Karbonfasertechnologie verwirklicht werden.

Die CFK-Feder muß vom Hersteller nach individuellen Patientendaten aus verschiedenen Einzelelementen gefertigt werden.

Der Modular-Adapter (b) aus Titan ist integrierter Bestandteil des Fußes. Er wird über den Justierkern mit der Prothese verbunden.

Die kosmetische Außenform des Fußes bildet eine Kunststoffhülle.

Die besonderen Eigenschaften dieser Fußkonstruktion sind:
- individuelle Abstimmung nach Patientendaten schon bei der Herstellung
- komfortables Federverhalten beim normalen Gehen
- hohe Rückstellkraft beim schnellen Gehen bzw. Laufen
- elastische Axialkompression in der Belastung
- Torsionselastizität beim Abrollen
- Verwendung ohne Kosmetik möglich, z. B. beim Sport
- geringes Gewicht bei hoher Stabilität

Normgelenk-Fuß
Geriatrie-Normgelenk-Fuß

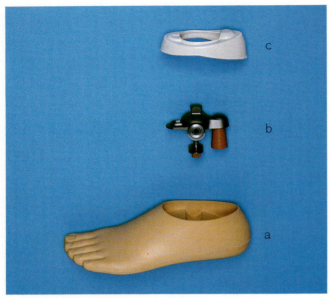

(1) Normgelenk-Fuß mit Gelenk und Verbindungskappe

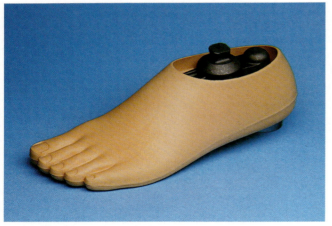

(2) Normgelenk-Fuß mit montiertem Gelenk

Normgelenk-Fuß, mit Modular-Adapter

Anwendungsbereich

Für alle Modular-Prothesen einsetzbar, jedoch nicht für Unter-schenkel-Kurzprothesen zu empfehlen.

Beschreibung und Funktionsmerkmale

Das geschäumte Fußformteil (a) mit Holzkern hat Aus-sparungen zur Aufnahme des Normgelenkes mit Adapter* (b). Der Adapter wird mit dem Fußformteil verschraubt und durch den Justierkern mit der Prothese verbunden.
Gummipuffer unterschiedlicher Härte bestimmen das Aus-maß der Plantarflexion, während ein starrer Anschlag die Dorsalextension begrenzt.
Die an der kosmetischen Schaumstoffverkleidung befestigte Verbindungskappe (c) wird im Fußformteil verklemmt.

Normgelenk-Füße gibt es für unterschiedliche Absatzhöhen und in unterschiedlichen Ausführungen.
*Das Normgelenk mit Adapter ist in Edelstahl (2R10) und Titan (2R33) lieferbar.

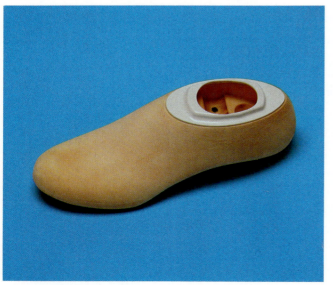

3) Geriatrie-Normgelenk-Fuß

Geriatrie-Normgelenk-Fuß (1G9)

Anwendungsbereich

Nur für die Versorgung von Geriatrie-Patienten geeignet.

Beschreibung und Funktionsmerkmale

Das geringe Gewicht dieses Fußformteiles wird durch einen Holzkern und den offenporigen, elastischen Kunststoff er-reicht.

Greissinger-Fuß

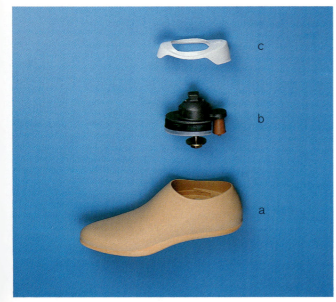

(1) Greissinger-Fuß mit Gelenk und Verbindungskappe

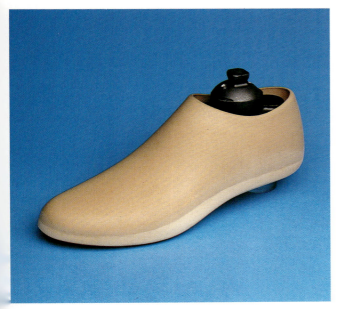

(2) Greissinger-Fuß mit montiertem Gelenk

Greissinger-Fuß (1A13), allseitig beweglich, mit Modular-Adapter

Anwendungsbereich

Für alle Modular-Prothesen einsetzbar, jedoch weniger für Unterschenkel-Kurzprothesen zu empfehlen.

Beschreibung und Funktionsmerkmale

Das geschäumte Fußformteil (a) mit Holzkern hat Aussparungen zur Aufnahme des Greissinger-Fußgelenkes mit Adapter* (b).
Der Adapter wird mit dem Fußformteil verschraubt und durch den Justierkern mit der Prothese verbunden.
Die elastisch aufgehängte Lagergabel und das ringförmige Gummielement bewirken die allseitige Beweglichkeit dieses Gelenkes.
Gummipuffer unterschiedlicher Härte bestimmen das Ausmaß der Plantarflexion, während ein elastischer Anschlag die Dorsalextension begrenzt.
Die an der kosmetischen Schaumstoffverkleidung befestigte Verbindungskappe (c) wird im Fußformteil verklemmt.
*Das Greissinger-Fußgelenk mit Adapter ist in Edelstahl (2R11) und Titan (2R35) lieferbar.

Multiax-Fuß

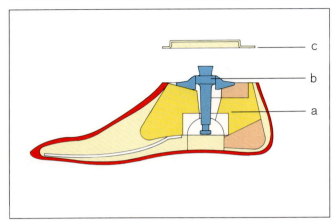

(1) Schnittzeichnung

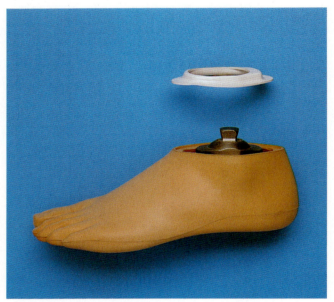

(2) Multiax-Fuß mit Verbindungsplatte

Multiax-Fuß (1M1), mit Modular-Adapter

Anwendungsbereich

Für alle Modular-Prothesen geeignet.

Beschreibung und Funktionsmerkmale

In diesem Prothesenfuß sind allseitige Gelenkbewegungen mit den elastischen Eigenschaften des Dynamik-Fußes kombiniert.

Das im Fußformteil (a) integrierte Gelenk (b) aus wartungsfreien, verschleißfesten Materialien ist allseitig beweglich. Der Modular-Adapter zur Verbindung mit der Prothese ist ein fester Bestandteil des Fußes. Ein Austausch des Pufferelementes zur Veränderung der Plantarsteifigkeit beim Fersenauftritt ist ohne Demontage möglich.

Die an der kosmetischen Schaumstoffverkleidung befestigte Verbindungsplatte (c) wird auf den Modular-Adapter gesteckt.

Die besonderen Eigenschaften dieser Fußkonstruktion sind:
- gedämpfter Fersenauftritt durch elastischen Gelenk-Puffer
- schneller Vorfußkontakt bei Plantarflexion
- kniesichernde Eigenschaft über Dorsalbegrenzung und elastischen Vorfuß
- Pro- und Supination in jeder Gelenkstellung
- geringgradige Rotation durch elastisches Gelenklager

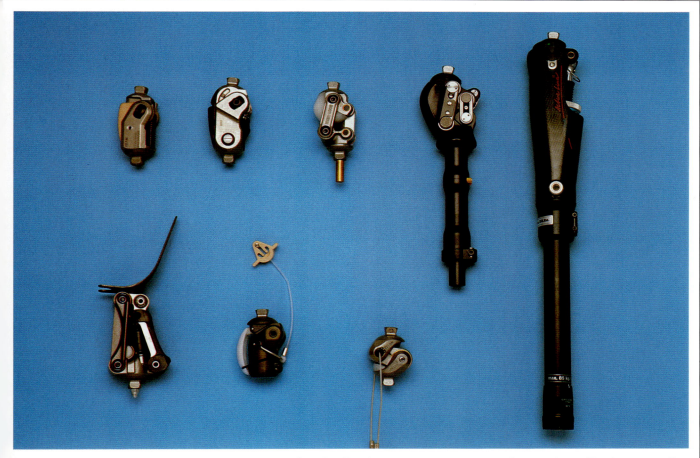

Die Funktion mechanischer Kniegelenke ist für die Prothesenversorgung von besonderer Bedeutung. Die erforderlichen Eigenschaften zur Sicherung in der Standphase und zur Steuerung in der Schwungphase werden bei den Modular-Kniegelenken durch unterschiedliche Konstruktionen erreicht.

Bei den **monozentrischen Gelenken** wird durch Rückverlagerung der Knieachse hinter die Belastungslinie Kniesicherheit erreicht, die beim Fersenauftritt durch Anspannen der Stumpfmuskulatur unterstützt werden muß. Vermehrte Kniesicherheit ist durch den Einbau der Modular-Bremskniegelenke zu erzielen. Modular-Kniegelenke mit Feststellung sollten nur für Patienten mit hohem Sicherheitsbedürfnis eingesetzt werden.

Bei **polyzentrischen** Kniegelenken hängt die Standphasensicherung von der Lage des momentanen Drehzentrums ab. Die vielfältigen Eigenschaften dieser Kniegelenke leiten sich aus der jeweiligen Kinematik ab. Die Schwungphase wird durch die Knieachsbremse und den Vorbringer beeinflußt. Hydraulik- und Pneumatikeinheiten sind auf Grund ihrer Dämpfungseigenschaften für einen harmonischen Bewegungsablauf besonders geeignet.

Das OTTO BOCK ACTIVE LINE® Kniegelenk – die neue Generation – für aktive Prothesenträger ist für die Standphasensicherung und Schwungphasensteuerung mit einer Hydraulikeinheit ausgerüstet. Eine interessante Neuentwicklung für komfortables Gehen ist das polyzentrische Kniegelenk mit elastischer Auftrittsicherung.

Alle Modular-Kniegelenke sind so dimensioniert, daß sie innerhalb der kosmetischen Schaumstoffverkleidung untergebracht werden können.

Die Auswahl des geeigneten Kniegelenkes hängt von verschiedenen Faktoren wie Amputationshöhe, Stumpfverhältnisse, Alter, Aktivität, Tätigkeit, Umfeld usw. des Patienten ab. Ebenso ist die Kombination mit dem richtigen Prothesenfuß wichtig.

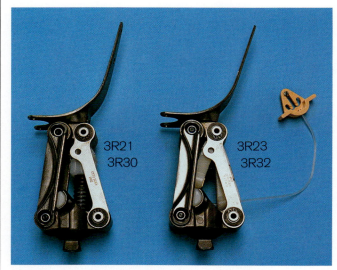

(1) Seitenansicht der Kniegelenke

3R21
3R30

3R23
3R32

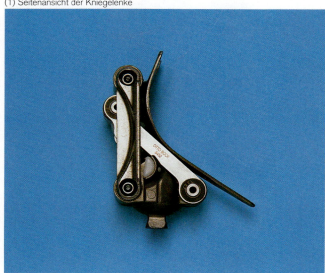

(2) Kniegelenk in maximaler Beugestellung

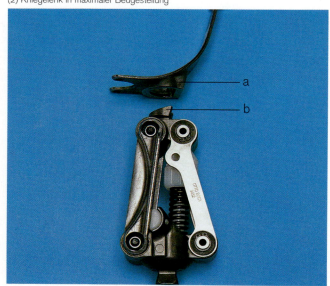

a

b

(3) Eingußanker (a) vom Kupplungskern (b) des Kniegelenkes getrennt

Modular-Kniegelenk für Exartikulation (3R21/3R30), mit integriertem Vorbringer

Anwendungsbereich

Für Knieexartikulation geeignet.*

Beschreibung und Funktionsmerkmale

Gelenkoberteil mit Kupplungskern und Gelenkunterteil des vierachsigen Gelenkes sind durch Achshebel miteinander verbunden.

Der in der Stumpfbettung befestigte Eingußanker (a) ist über den Kupplungskern (b) lösbar mit dem Gelenk verbunden (Abb. 3).

Der regulierbare Innenvorbringer streckt das Kniegelenk bis zum elastischen Anschlag.

Das direkt unter dem Kondylenstumpf angebrachte Gelenk führt auf Grund seiner Mehrachsigkeit eine Dreh- und Verschiebebewegung aus. Dabei ändert der Drehpunkt seine Lage in Abhängigkeit von der Beugestellung. In Streckstellung liegt dieser Drehpunkt in Höhe der Femurkondylen. Er wandert mit zunehmender Beugung nach unten und vorn. Das Gangbild wirkt harmonischer. In der Stizposition verringert sich die Dehnung der kosmetischen Schaumstoff-Verkleidung. Zur individuellen Einstellung der Schwungphase können die Kraft des Vorbringers und die Achsreibung unabhängig voneinander reguliert werden.

Die Außen- und Innendrehstellung des Prothesenschaftes können zwischen Eingußanker und Kupplungskern justiert werden.

Das Gelenk ist in Edelstahl (3R21) und Titan (3R30) lieferbar.

*Auch als Hüftgelenk für Prothese bei Hüftexartikulation einsetzbar.

Modular-Kniegelenk für Exartikulation (3R23/3R32), mit Feststellung

Anwendungsbereich

Für Knieexartikulation geeignet, wegen der Feststellung insbesondere für inaktive Patienten mit hohem Sicherheitsbedürfnis zu empfehlen.

Beschreibung und Funktionsmerkmale

Diese Konstruktion ist mit der obengenannten weitgehend baugleich. Zur Sicherung des Gelenkes in Streckstellung dient die selbsttätige Feststellung, die über einen Zug entriegelt werden kann.

Die Feststellmechanik ist gegen den Innenvorbringer auswechselbar, so daß die Funktion des Gelenkes 3R21 erreicht wird.

Das Gelenk ist in Edelstahl (3R23) und Titan (3R32) lieferbar.

Modular-Kniegelenk für Exartikulation

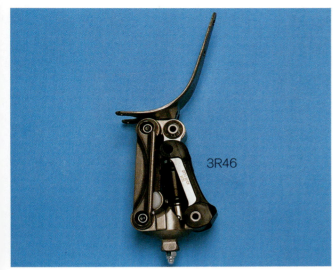

(1) Seitenansicht des Kniegelenkes

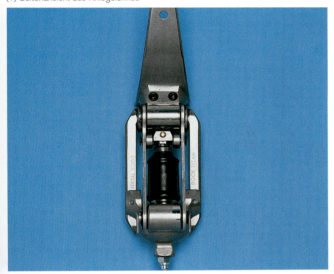

(2) Vorderansicht ohne Kappe

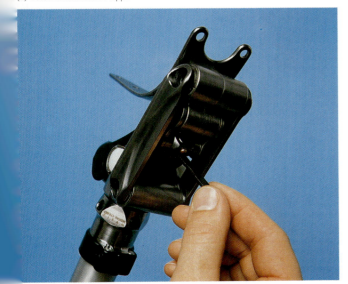

3) Zum Einstellen der Extension wird das Gelenk gebeugt

Modular-Kniegelenk für Exartikulation (3R46), mit hydraulischer Schwungphasensteuerung

Anwendungsbereich

Für Knieexartikulation geeignet, wegen der hydraulischen Schwungphasensteuerung insbesondere für aktive Patienten zu empfehlen.

Beschreibung und Funktionsmerkmale

Diese Konstruktion ist weitgehend baugleich mit den vorher-beschriebenen Kniegelenken. Anstelle des mechanischen Vorbringers ist bei diesem Gelenk eine Hydraulikeinheit zur Schwungphasensteuerung eingebaut. Diese dient zur Erzeugung von Bewegungswiderständen, die ein zu weites Durchschwingen des distalen Bauabschnittes in der Beugung sowie ein zu hartes Anschlagen bei der Streckung verhindert. Beugung und Streckung sind unabhängig voneinander einstellbar. Eine dorsale Kunststoffkappe schützt die Hydraulikeinheit. Das Gelenk ist nur in Titan lieferbar.

Modular-Kniegelenke, monozentrisch

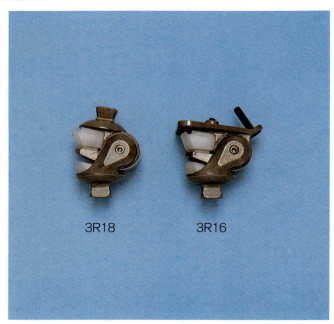

(1) Seitenansicht der Kniegelenke

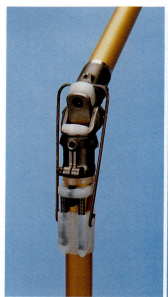

(2) Kniegelenk 3R18 in Beugestellung mit gespanntem Vorbringer

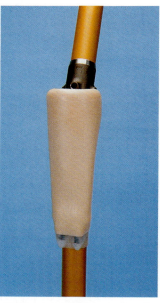

(3) Kniegelenk 3R18 in gestrecktem Zustand mit Vorbringer und Schutzhülse

Modular-Kniegelenk (3R18), monozentrisch

Anwendungsbereich

Für Oberschenkelprothesen geeignet.

Beschreibung und Funktionsmerkmale

Gelenkoberteil und Gelenkunterteil sind durch eine Achse verbunden, die in wartungsfreien Buchsen läuft.
Die Kniesicherheit beim Stehen und während der Standphase des Gehens wird durch Rückverlagerung der Knieachse hinter die Belastungslinie erzielt.
Zur individuellen Steuerung der Schwungphase können die Kraft des separaten Vorbringers und die Achsreibung unabhängig voneinander reguliert werden.
Das Gelenk ist nur in Edelstahl lieferbar.

Modular-Kniegelenk (3R16), monozentrisch, mit Schraubplatte

Anwendungsbereich

Für Oberschenkelprothesen geeignet, insbesondere für sehr lange Oberschenkelstümpfe.

Beschreibung und Funktionsmerkmale

Diese Konstruktion ist weitgehend baugleich mit dem vorher beschriebenen Kniegelenk.
Anstelle des oberen Justierkernes ist dieses Gelenk mit einer Schraubplatte ausgerüstet, um die Bauhöhe zu verringern.
Das Gelenk ist nur in Edelstahl lieferbar.

Modular-Kniegelenke, monozentrisch

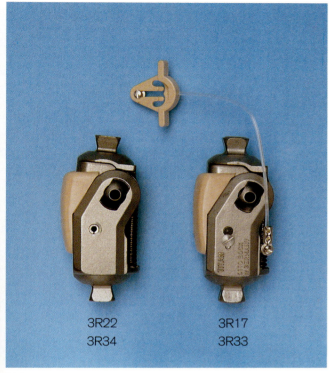

3R22
3R34

3R17
3R33

(1) Seitenansicht der Kniegelenke

Modular-Kniegelenk (3R22/3R34), monozentrisch, mit integriertem Vorbringer

Anwendungsbereich

Für Oberschenkelprothesen geeignet.

Beschreibung und Funktionsmerkmale

Gelenkoberteil und Gelenkunterteil sind seitlich durch Kugellager geführt und mit der in wartungsfreien Buchsen laufenden Knieachse verbunden.

Die Kniesicherheit beim Stehen und während der Standphase des Gehens wird durch Rückverlagerung der Knieachse hinter die Belastungslinie erzielt.

Zur individuellen Steuerung der Schwungphase können die Kraft des Vorbringers und die Achsreibung unabhängig voneinander reguliert werden.

Das Gelenk ist in Edelstahl (3R22) und Titan (3R34) lieferbar.

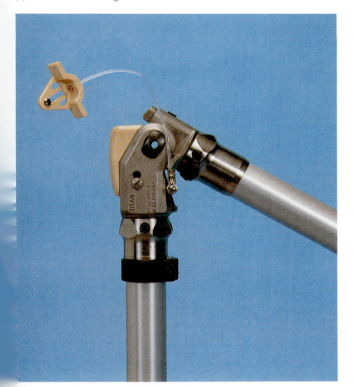

(2) Kniegelenk 3R33 in maximaler Beugestellung

Modular-Kniegelenk (3R17/3R33), monozentrisch, mit Feststellung und integriertem Vorbringer

Anwendungsbereich

Für Oberschenkelprothesen geeignet, wegen der Feststellung insbesondere für inaktive Patienten mit hohem Sicherheitsbedürfnis zu empfehlen.

Beschreibung und Funktionsmerkmale

Diese Konstruktion ist weitgehend baugleich mit dem vorher beschriebenen Kniegelenk.

Zur Sicherung des Gelenkes in Streckstellung dient die selbsttätige Feststellung, die über einen Zug entriegelt werden kann.

Das Gelenk ist in Edelstahl (3R17) und Titan (3R33) lieferbar.

Modular-Kniegelenk, monozentrisch

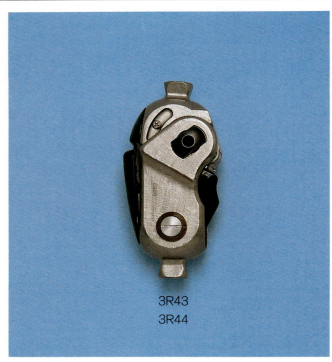

3R43
3R44

(1) Seitenansicht des Kniegelenkes

Modular-Kniegelenk (3R43/3R44), monozentrisch, mit hydraulischer Schwungphasensteuerung

Anwendungsbereich

Für Oberschenkelprothesen geeignet.
Durch die selbsttätige Anpassung der Hydraulik an unterschiedliche Gehgeschwindigkeiten ist dieses Kniegelenk insbesondere für aktive Patienten zu empfehlen.

Beschreibung und Funktionsmerkmale

Gelenkoberteil und Gelenkunterteil sind seitlich durch Kugellager geführt und mit der in wartungsfreien Buchsen laufenden Knieachse verbunden.
Die Kniesicherheit beim Stehen und während der Standphase des Gehens wird durch Rückverlagerung der Knieachse hinter die Belastungslinie erzielt.
Zur Schwungphasensteuerung dient eine dorsal zwischen den beiden Gelenkteilen angeordnete Hydraulikeinheit. Über diese kann der Bewegungswiderstand und damit das Pendelverhalten des distalen Bauabschnittes der Prothese reguliert werden. Beugung und Streckung sind unabhängig voneinander einstellbar.
Zwei Kunststoffkappen schützen die Hydraulikeinheit, wobei die vordere Kappe bei der Beugung gleichzeitig als Knieformer dient.
Das Gelenk ist in Edelstahl (3R43) und Titan (3R44) lieferbar.

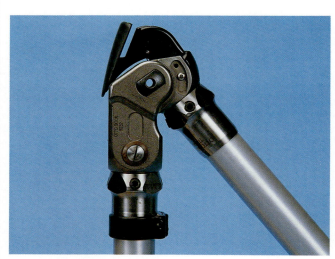

(2) Kniegelenk in maximaler Beugestellung

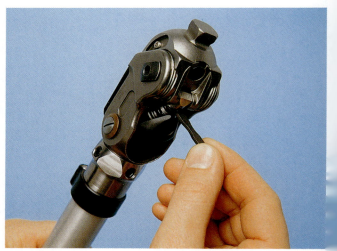

(3) Einstellung des Flexionswiderstandes an der Beugeseite

Modular-Kniegelenk, polyzentrisch

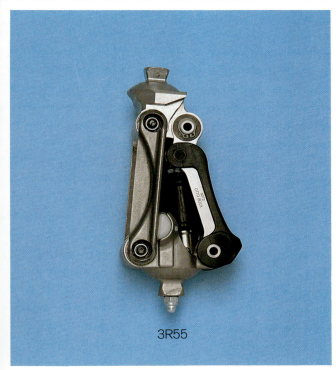

3R55

(1) Seitenansicht des Kniegelenkes

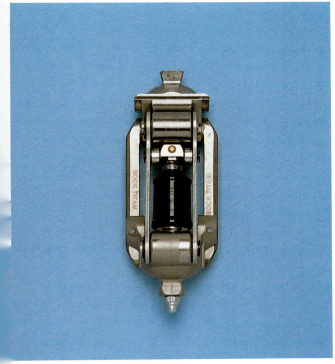

2) Die Ansicht des Kniegelenkes von ventral zeigt die Anordnung der Hydraulikeinheit

Modular-Kniegelenk (3R55), polyzentrisch, mit hydraulischer Schwungphasensteuerung

Anwendungsbereich

Für Oberschenkelprothesen geeignet.
Durch die selbsttätige Anpassung der Hydraulik an unterschiedliche Gehgeschwindigkeiten ist dieses Kniegelenk insbesondere für aktive Patienten zu empfehlen.

Beschreibung und Funktionsmerkmale

Gelenkoberteil mit Justierkern und Gelenkunterteil dieses vierachsigen Gelenkes sind durch Achshebel miteinander verbunden. Das Gelenk führt auf Grund seiner Mehrachsigkeit eine Dreh-Gleit-Bewegung aus; dabei verändert der Drehpunkt (Momentandrehzentrum) seine Lage in Abhängigkeit von der Beugestellung. In Streckstellung liegt der Drehpunkt in Höhe der Femurkondylen und wandert mit zunehmender Beugung nach unten und vorn.

Die integrierte Hydraulikeinheit zur Schwungphasensteuerung dient zur Erzeugung von Bewegungswiderständen, die ein zu weites Durchschwingen des distalen Bauabschnittes in der Beugung sowie ein zu hartes Anschlagen bei der Streckung verhindert. Beugung und Streckung sind unabhängig voneinander einstellbar.
Eine dorsale Kunststoffkappe schützt die Hydraulikeinheit.
Das Gelenk ist nur in Titan lieferbar.

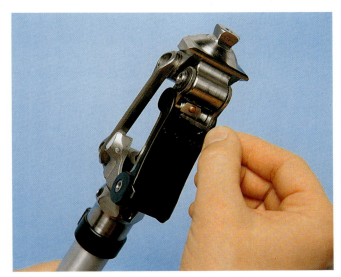

(3) Einstellung des Flexionswiderstandes an der Beugeseite

Modular-Bremskniegelenke, monozentrisch

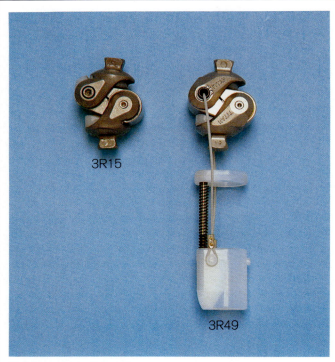

(1) Seitenansicht der Kniegelenke

3R15

3R49

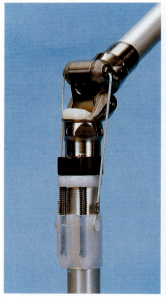

(2) Kniegelenk 3R49 in Beugestellung mit gespanntem Vorbringer

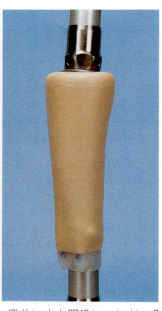

(3) Kniegelenk 3R49 in gestrecktem Zustand mit Schutzhülse

Modular-Bremskniegelenk (3R15)

Anwendungsbereich

Für Oberschenkelprothesen geeignet. Insbesondere für Patienten mit dem Wunsch nach erhöhter Kniesicherheit zu empfehlen, um ein Gelenk mit Feststellung zu vermeiden.

Beschreibung und Funktionsmerkmale

Gelenkoberteil und Gelenkunterteil sind durch die Bremsschelle verbunden, die von der hinteren Bremsachse und der vorderen Schwingachse geführt wird.

Die Kniesicherheit beim Stehen und während der Standphase des Gehens wird durch Rückverlagerung der Knieachse hinter die Belastungslinie erzielt. Diese Kniesicherheit wird durch eine belastungsabhängige mechanische Bremsvorrichtung erhöht.

Bei Entlastung der Prothese hebt eine Druckfeder die Bremswirkung auf. Die Bremswirkung ist individuell einstellbar.

Zur Einstellung der Schwungphase können die Kraft des Vorbringers und die Achsreibung unabhängig voneinander reguliert werden.

Das Gelenk ist nur in Edelstahl lieferbar.

Modular-Bremskniegelenk (3R49), mit Vorbringer

Anwendungsbereich, Beschreibung und Funktionsmerkmale

Diese Konstruktion ist eine Weiterentwicklung des vorher beschriebenen Kniegelenkes.

Anstelle des Vorbringerbügels läuft bei diesem Gelenk der Vorbringerzug durch die Schwingachse.

Das Gelenk ist nur in Titan lieferbar.

OTTO BOCK-HABERMANN-Modular-Kniegelenk, polyzentrisch

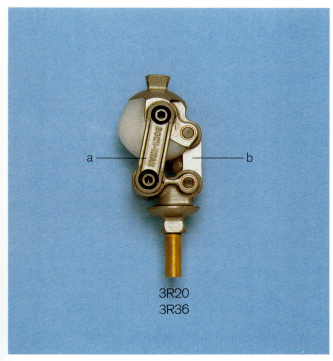

3R20
3R36

(1) Seitenansicht des Kniegelenkes

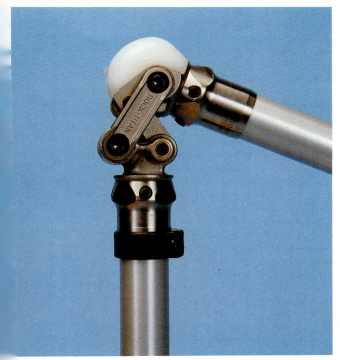

2) Kniegelenk in maximaler Beugestellung

OTTO BOCK-HABERMANN-Modular Kniegelenk (3R20/3R36), polyzentrisch, mit integriertem Vorbringer

Anwendungsbereich

Für Oberschenkel- und Hüftexartikulationsprothesen geeignet.

Beschreibung und Funktionsmerkmale

Gelenkoberteil und Gelenkunterteil des vierachsigen Gelenkes sind durch zwei Achshebel (a) und einen Führungshebel (b) miteinander verbunden.

Der im Gelenkunterteil eingebaute Vorbringer streckt das Kniegelenk bis zum verstellbaren elastischen Anschlag.

Das Gelenk führt auf Grund seiner Mehrachsigkeit eine Dreh- und Verschiebebewegung aus. Dabei ändert der Drehpunkt seine Lage in Abhängigkeit von der Beugestellung (Momentanzentrum der Bewegung/Momentandrehpunkt). In Streckstellung liegt der Momentandrehpunkt oberhalb des Gelenkes und hinter der Belastungslinie, wodurch die Kniesicherheit in der Standphase erreicht wird.

Die Kniesicherheit ist durch Justieren des Anschlags so einstellbar, daß sie erhöht (z. B. für ältere Patienten und Hüftexartikulierte) oder verringert werden kann.

Zur individuellen Einstellung der Schwungphase können die Kraft des Vorbringers und die Achsreibung unabhängig voneinander reguliert werden.

Das Gelenk ist in Edelstahl (3R20) und Titan (3R36) lieferbar.

Modular-Leichtkniegelenk, monozentrisch

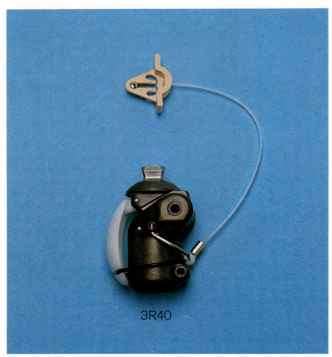

(1) Seitenansicht des Kniegelenkes

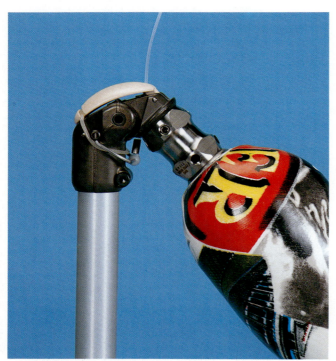

(2) Kniegelenk in maximaler Beugestellung

Modular-Leichtkniegelenk (3R40), monozentrisch, mit Feststellung

Anwendungsbereich

Für Oberschenkelprothesen, insbesondere für Geriatrieversorgung geeignet.

Beschreibung und Funktionsmerkmale

Gelenkoberteil und Gelenkunterteil sind durch die Knieachse verbunden.
Die im Gelenkunterteil eingebaute, nachstellbare Feststellung sichert das Gelenk in Streckstellung.
Zur Freigabe der Kniebeugung, z. B. beim Hinsetzen, wird das Gelenk über den Feststellzug entriegelt.
Zur Gewichtseinsparung ist das Gelenkunterteil als Klemmadapter zur Aufnahme des Unterschenkelrohres ausgebildet.
Das Gelenk ist nur in Leichtmetall lieferbar.

Modular-Kniegelenk, polyzentrisch, mit pneumatischer Schwungphasensteuerung

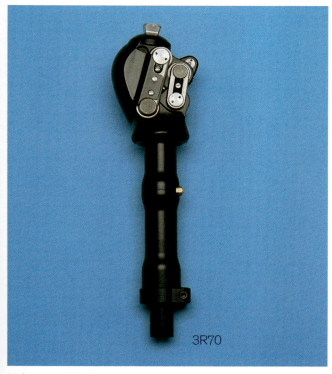

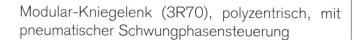

(1) Seitenansicht des Kniegelenkes

Modular-Kniegelenk (3R70), polyzentrisch, mit pneumatischer Schwungphasensteuerung

Anwendungsbereich

Für Oberschenkelprothesen geeignet; für Patienten mit mittlerem und hohem Aktivitätsgrad zu empfehlen.

Beschreibung und Funktionsmerkmale

Gelenkoberteil und Gelenkunterteil sind durch Achslenker verbunden. Am Gelenkoberteil ist an der hinteren oberen Achse ein Steuerelement für die Schwunphase angelenkt. Es ist als Zahnradgetriebe konstruiert und mit der Kolbenstange des Pneumatikzylinders verbunden.

Das Gelenk führt auf Grund seiner Mehrachsigkeit eine Dreh- und Verschiebebewegung aus; dabei verändert der Drehpunkt (Momentandrehzentrum) seine Lage in Abhängigkeit von der Beugestellung.

Die distal angeordnete Pneumatik dient mit einer austauschbaren Vorbringerfeder zur Schwungphasensteuerung. Diese Konstruktion begrenzt das Durchschwingen des distalen Bauabschnittes in der Beugung und verhindert ein zu hartes Anschlagen in der Streckung. Beuge- und Streckwiderstände sind getrennt einstellbar.

Für die Sicherung der Standphase lassen sich Gelenkwinkel und Achsposition unabhängig voneinander justieren. Dadurch kann die Kniesicherheit bzw. die Beugebereitschaft verändert werden.

Zum Anschluß an den Prothesenschaft dient der Justierkern des Gelenkoberteiles.

Die Verbindung zum Prothesenfuß wird über den im Pneumatikgehäuse befestigten Rohradapter hergestellt.

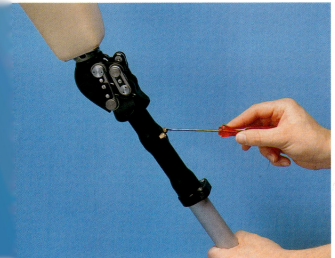

(2) Einstellung der Schwungphasensteuerung

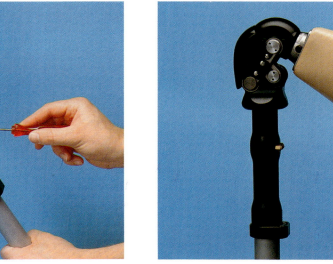

(3) Großer Beugewinkel des Kniegelenkes

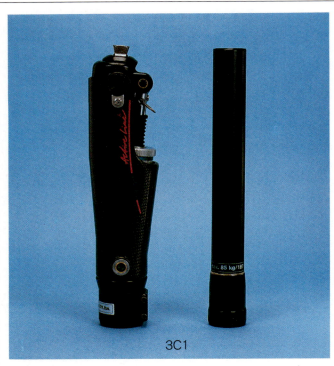

3C1

(1) Seitenansicht des Kniegelenkes mit Rohradapter

OTTO BOCK ACTIVE LINE® Kniegelenk (3C1), mit hydraulischer Standphasensicherung und Schwungphasensteuerung

Anwendungsbereich

Für leistungsfähige Oberschenkelamputierte geeignet, insbesondere für den sportlichen Bereich zu empfehlen.

Beschreibung und Funktionsmerkmale

Eine in Karbonfaser-Kunststoff gefertigte Rahmenkonstruktion ist tragendes Element und nimmt die Funktionsteile auf. Das Gelenkoberteil ist über die Gelenkachse mit dem Karbonrahmen verbunden. Die Hydraulikeinheit ist hinter der Knieachse angelenkt und distal mit dem Rahmen verschraubt. Sie dient zur Sicherung der Standphase und Steuerung der Schwungphase.

Die MAUCH-SNS®-Hydraulik wirkt als dynamische Standphasensicherung, in dem sie dem Gelenk Bewegungswiderstände entgegensetzt, die das Einknicken verhindern. Durch Überstreckung wird die Standphasensicherung aufgehoben. Diese Kniesicherung wirkt beim Fersenauftritt auch bei leichter Beugung und hebt sich bei Ballenkontakt am Ende der Standphase automatisch auf, so daß ein harmonischer Gang ermöglicht wird.

Die Bewegungswiderstände der Schwungphasensteuerung vermeiden ein zu weites Durchschwingen des Prothesenunterschenkels in der Beugung und gewährleisten eine gedämpfte Streckung. Die Anpassung an verschiedene Gehgeschwindigkeiten erfolgt automatisch. Stand- und Schwungphase sind einstellbar.

Das Kniegelenk kann über einen dorsalen Hebel gesperrt bzw. die Schwungphasensicherung aufgehoben werden.

Zum Anschluß an den Prothesenschaft dient der Justierkern des Gelenkoberteiles . Die Verbindung zum Prothesenfuß wird über den im Karbonrahmen befestigten Rohradapter (ø 34 mm) hergestellt. Die Auswahl des richtigen Prothesenfußes ist wichtig für die Funktion des Kniegelenkes.

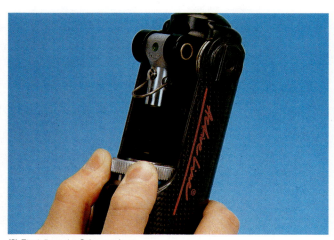

(2) Einstellung der Schwungphase

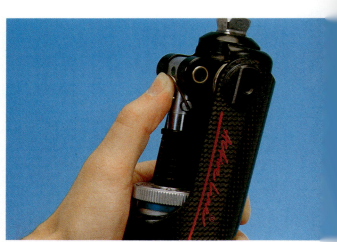

(3) Sperrung des Gelenkes

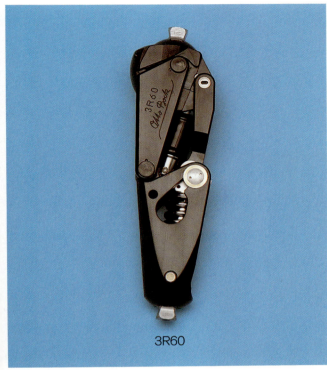

3R60

(1) Seitenansicht des Kniegelenkes

Modular-Kniegelenk (3R60), polyzentrisch, mit hydraulischer Schwungphasensteuerung und Auftrittsicherung.

Anwendungsbereich

Für Oberschenkelprothesen geeignet; insbesondere für aktive und sicherheitsbewußte Patienten zu empfehlen.

Beschreibung und Funktionsmerkmale

Gelenkoberteil und Gelenkunterteil sind durch zwei Achsgabeln miteinander verbunden. Zwischen den Achsgabeln ist eine Hydraulikeinheit zur Schwungphasensteuerung integriert. Die im Gelenkunterteil eingebaute Hydraulik-Feder-Einheit sichert die Standphase über den Schwinghebel.

Das Gelenk führt auf Grund seiner Mehrachsigkeit eine Dreh-Gleit-Bewegung aus; dabei verändert der Drehpunkt (Momentandrehzentrum) seine Lage in Abhängigkeit von der Beugestellung.

Eine zusätzliche Erhöhung der Standphasensicherheit wird beim Fersenauftritt deutlich. Das Gelenk beugt sich unter Belastung bis maximal 15°, ohne einzuknicken. Dadurch wird der Gang komfortabler.

Das Ausmaß der federnden Beugung – sogenannter Bouncing-Effekt – kann an der Hydraulik-Feder-Einheit eingestellt werden.
Die integrierte Hydraulikeinheit zur Schwungphasensteuerung dient zur Erzeugung von Bewegungswiderständen, die ein zu weites Durchschwingen des distalen Bauabschnittes in der Beugung sowie ein zu hartes Anschlagen bei der Streckung verhindert. Beugung und Streckung sind unabhängig voneinander einstellbar.

Für die Funktion des Gelenkes ist ein korrekter Aufbau und eine genaue Einweisung des Patienten erforderlich.

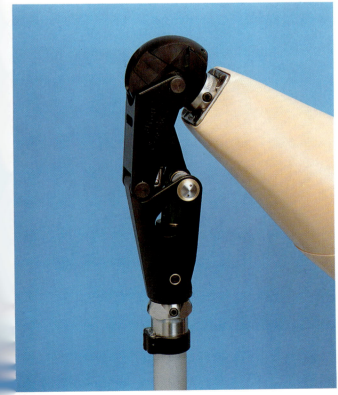

(2) Großer Beugewinkel des Kniegelenkes

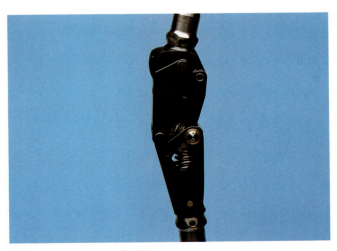

(3) Federnde Beugung in der Standphase

OTTO BOCK Modular-Hüftgelenke

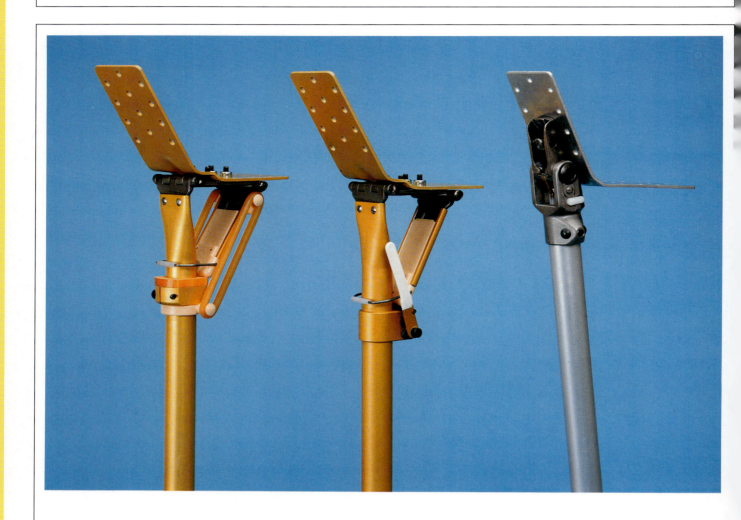

Die Versorgung von intertrochanteren Amputationen, Hüftexartikulationen und Hemipelvektomien mit einer Beckenprothese konnte durch den Einsatz des Modular-Systems verbessert werden.

Den Modular-Hüftgelenken mit Positionsjustierung zwischen Beckenkorb und distalem Bauabschnitt der Prothese kommt dabei entscheidende Bedeutung zu.

Zur Sicherung beim Stehen und während der Standphase des Gehens werden die Hüftgelenke vor der Belastungslinie angeordnet und über die einlaminierte Eingußplatte mit dem Beckenkorb verschraubt.

Neben zwei freibeweglichen Gelenkkonstruktionen mit Streckvorrichtung steht für Patienten mit hohem Sicherheitsbedürfnis ein Gelenk mit Feststellung zur Verfügung. Diese Ausführung kann außerdem in eine Kippschaft-Prothese zur Versorgung kurzer Oberschenkelstümpfe eingebaut werden.

Modular-Hüftgelenke

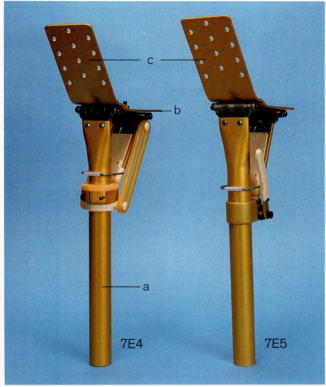

(1) Modular-Hüftgelenke in Streckstellung

Modular-Hüftgelenk (7E4), mit Streckvorrichtung

Anwendungsbereich

Für Hüftexartikulationen und Hemipelvektomien geeignet.

Beschreibung und Funktionsmerkmale

Das einachsige Hüftgelenk wird durch das Leichtmetall-Rohr (a) mit dem distalen Bauabschnitt der Prothese verbunden und über das Doppelscharnier (b) mit der Eingußplatte (c) im Beckenkorb verschraubt.

Zur Streckvorrichtung gehören die Stützlasche mit seitlichen elastischen Streckzügen und die verstellbare Anschlagschelle. Die Streckvorrichtung begrenzt das Bewegungsausmaß des Gelenkes beim Gehen.

Zum Hinsetzen ist das Gelenk maximal zu beugen.

Das Doppelscharnier (b) und die zentrale Konusscheibe (d) können gegeneinander verdreht werden, um die erforderliche Rotationsstellung des Gelenkes zu justieren (Abb. 2).

Die Einstellung des Beckenkorbes in der Sagittalebene ist durch Verschieben der Anschlagschelle (e) zu erreichen (Abb. 3).

Modular-Hüftgelenk (7E5), mit Feststellung

Anwendungsbereich

Für Hüftexartikulationen und Hemipelvektomien geeignet, insbesondere für Patienten mit hohem Sicherheitsbedürfnis zu empfehlen. Außerdem als Kippschaftkonstruktion für kurze Oberschenkelstümpfe einsetzbar.

Beschreibung und Funktionsmerkmale

Diese Konstruktion ist weitgehend baugleich mit dem vorher beschriebenen Gelenk. Anstelle der Streckvorrichtung ist jedoch eine Feststellung eingebaut. Diese sichert selbsttätig das Gelenk in Streckstellung. Zum Hinsetzen kann die Feststellung über einen Hebel entriegelt werden.

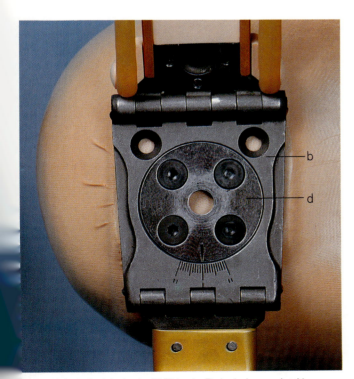

(2) Das Hüftgelenk wird unter der Sitzfläche des Beckenkorbes angebracht.

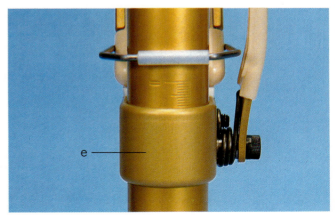

(3) Justieren der Flexion/Extension durch Verschieben der Anschlagschelle am Rohr des Hüftgelenkes

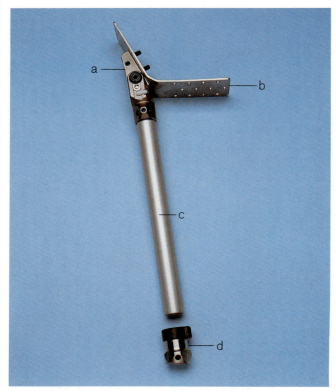

(1) Modular-Hüftgelenk in Streckstellung mit Schraubadapter 4R56

Modular-Hüftgelenk (7E7), mit integrierter Streckvorrichtung

Anwendungsbereich

Für Hüftexartikulationen und Hemipelvektomien geeignet.

Beschreibung und Funktionsmerkmale

Das Gelenkoberteil (a) des einachsigen Hüftgelenkes ist mit der im Beckenkorb einlaminierten Eingußplatte (b) verschraubt und mit dem Gelenkunterteil über die Hüftachse verbunden. Der nach vorn geneigte Schraubadapter (d) nimmt das Rohr (c) des Gelenkes auf (Abb. 1) und stellt somit die Verbindung zum distalen Bauabschnitt her.

Die stufenlos einstellbare Streckvorrichtung befindet sich im Gelenkunterteil. Sie begrenzt durch Spannen einer Spiralfeder das Bewegungsausmaß beim Gehen. Beim Hinsetzen entspannt sich die Spiralfeder, so daß die maximale Beugung des Gelenkes erreicht wird.
Das Hüftgelenk ist an der Vorderseite des Beckenkorbes angebracht. Durch diese Konstruktionsanordnung wird beim Sitzen der Beckenschiefstand weitgehend vermieden.
Die Abduktion/Adduktion des distalen Bauabschnittes wird über eine Stellschraube im Gelenkoberteil reguliert (Abb. 2). Die Einstellung des Beckenkorbes in der Sagittalebene ist durch eine Stellschraube im Gelenkunterteil zu erreichen (Abb. 3).

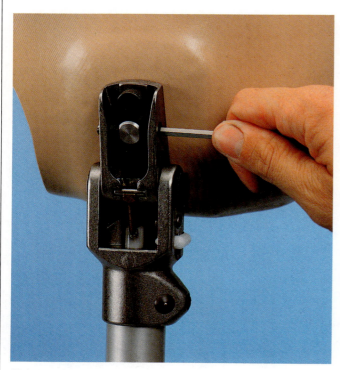

(2) Justieren der Abduktion/Adduktion

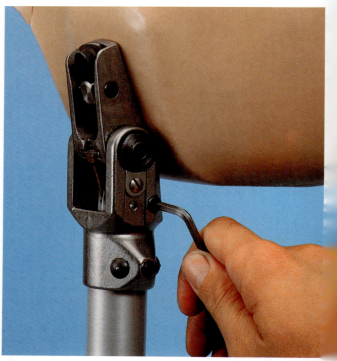

(3) Justieren der Flexion/Extension

Modular-Adapter

Adapter sind Verbindungselemente zwischen den Funktionseinheiten (Prothesenfuß, Kniegelenk, Hüftgelenk und Stumpfbettung) der Modular-Prothese.
Je nach Prothesenart, Stumpflänge und Material der Stumpfbettung kommen unterschiedliche Konstruktionen zur Anwendung. Sie sind hinsichtlich Abmessungen und Materialauswahl auf das Körpergewicht und den Aktivitätsgrad des Amputierten abgestimmt.

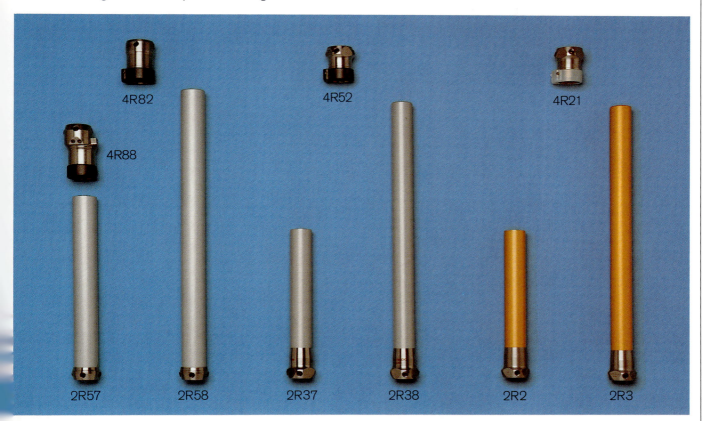

Rohradapter, kurz

Dieser überbrückt die Distanz zwischen Prothesenfuß und Stumpfbettung bei Unterschenkelprothesen.

Lieferbar in:
Titan (2R57),   Rohr-ø 34 mm
Titan (2R37),   Rohr-ø 30 mm
Edelstahl (2R2),   Rohr-ø 30 mm
Aluminium (2R50),   Rohr-ø 30 mm

Rohradapter

Dieser überbrückt die Distanz zwischen Prothesenfuß und Kniegelenk bei Knieexartikulations-, Oberschenkel- und Hüftexartikulationsprothesen.

Lieferbar in:
Titan (2R58),   Rohr-ø 34 mm
Titan (2R38),   Rohr-ø 30 mm
Edelstahl (2R3),   Rohr-ø 30 mm
Aluminium (2R49),   Rohr-ø 30 mm

Schraubadapter

Dieser verbindet das Rohr mit dem Justierkern des Kniegelenkes, des Schaftadapters oder des Eingußankers.

Lieferbar in:
Titan (4R82),   für Rohr-ø 34 mm
Titan (4R52),   für Rohr-ø 30 mm
Edelstahl (4R21),   für Rohr-ø 30 mm
Aluminium (4R69),   für Rohr-ø 30 mm

Verschiebeadapter (4R88)

Mit diesem Adapter ist eine zusätzliche Verschiebejustierung in der Frontal- oder Sagittalebene von ± 11 mm möglich. Er verbindet das 34-mm-Rohr der Unterschenkelprothese mit dem Justierkern des Schaftadapters oder des Eingußankers. Der Adapter ist nur in Titan lieferbar.

Modular-Adapter

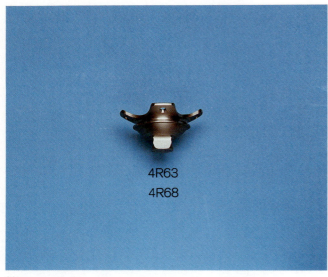

4R63
4R68

(1)

Eingußanker mit Justierkern (4R63/4R68)

Er wird im Unterschenkelschaft einlaminiert und verbindet diesen mit dem Schraubadapter.
Der Eingußanker ist in Edelstahl (4R63) und in Aluminium (4R68) lieferbar.

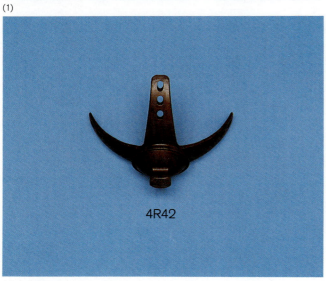

4R42

(2)

Eingußanker mit Justierkern (4R42)

Er wird im Oberschenkelschaft einlaminiert und verbindet diesen mit dem Adapter des distalen Bauabschnittes.
Der Eingußanker ist nur in Edelstahl lieferbar.

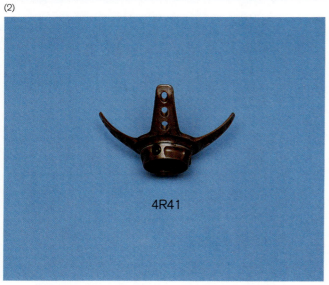

4R41

(3)

Eingußanker mit Drehjustierung (4R41)

Er wird im Oberschenkelschaft einlaminiert und verbindet diesen mit dem Justierkern des distalen Bauabschnittes. Die Außen- und Innendrehstellung des distalen Bauabschnittes ist justierbar.
Der Eingußanker ist nur in Edelstahl lierferbar.

Modular-Adapter

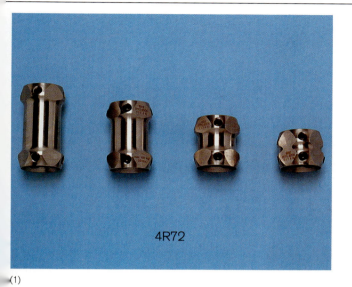

4R72

(1)

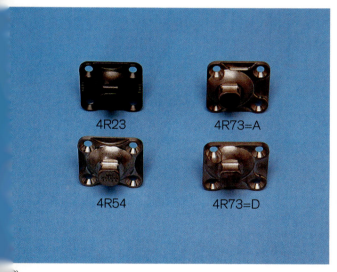

4R23   4R73=A

4R54   4R73=D

(2)

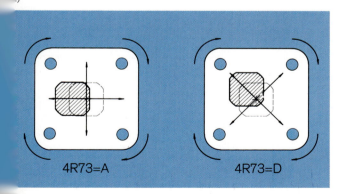

4R73=A   4R73=D

Doppeladapter (4R72)

Er stellt die Verbindung zwischen zwei Justierkernen her und erweitert die Justiermöglichkeiten. Über die Justierschrauben sind distale und proximale Winkelveränderungen in der Frontal- und Sagittalebene möglich.

Bei der Unterschenkelprothese überbrückt der Doppeladapter die Distanz zwischen Prothesenfuß und Stumpfbettung; bei der Oberschenkelprothese zwischen Kniegelenk und Stumpfbettung.

Der Doppeladapter ist in Titan in vier Bauhöhen lieferbar.

Schaftadapter mit Justierkern (4R23/4R54)

Er stellt die Verbindung zwischen distalen Bauabschnitt und Prothesenschaft her.

Der Schaftadapter ist in Edelstahl (4R23) und Titan (4R54) lieferbar.

Exzenter-Adapter (4R73)

Anwendungsbereich wie Schaftadapter mit Justierkern, jedoch mit zusätzlicher Justiermöglichkeit durch exzentrische Anordnung des Justierkerns (siehe Abb. 3).

Der Exzenter-Adapter ist in Titan in zwei Ausführungen lieferbar :

Justierkern axial versetzt (4R73=A)
Justierkern diagonal versetzt (4R73=D)

Modular-Adapter

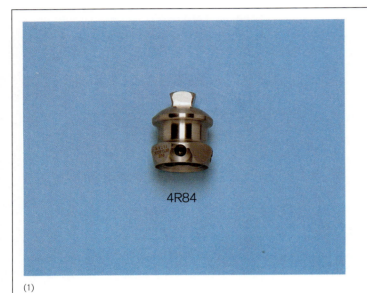

(1)

Doppeladapter mit Justierkern (4R84)

Er stellt die Verbindung zwischen einem Justierkern und einem Schaftadapter her und erweitert die Justiermöglichkeiten. Neben den proximalen und distalen Winkelveränderungen ist eine Drehjustierung mit dem entsprechenden Schaftadapter möglich.
Der Doppeladapter ist nur in Titan lieferbar.

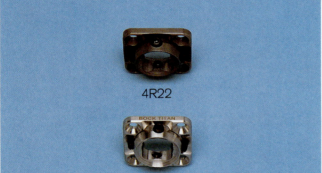

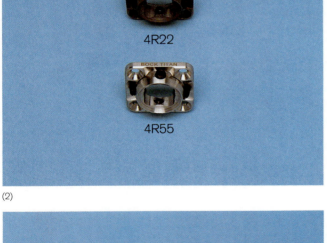

(2)

Schaftadapter, mit Justierschrauben (4R22/4R55)

Er stellt die Verbindung zwischen einem Justierkern des distalen Bauabschnittes und dem Prothesenschaft her.
Der Schaftadapter ist in Edelstahl (4R22) und Titan (4R55) lieferbar.

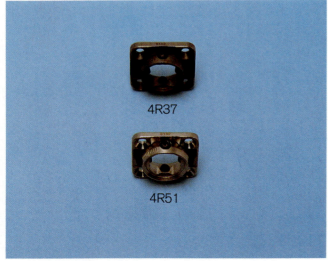

(3)

Schaftadapter, mit Drehjustierung (4R37/4R51)

Anwendungsbereich wie Schaftadapter mit Justierschrauben, zusätzlich jedoch kann die Außen- und Innendrehstellung der Stumpfbettung justiert werden.
Der Schaftadapter ist in Edelstahl (4R37) und Titan (4R51) lieferbar.

Modular-Adapter

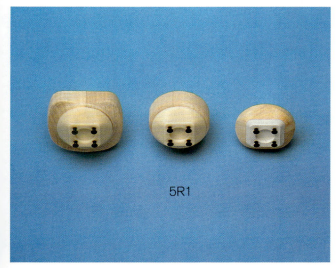

(1)

Schaftansatz (5R1=1/=2/=6)

Er wird mit der Stumpfbettung verleimt, zum Anschluß des Schaftadapters.
Er ist in drei Ausführungen lieferbar.

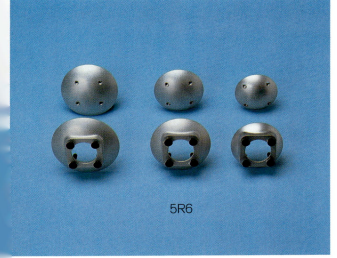

(2)

Adapterschale (5R6)

Die zweiteilige Adapterschale wird mit dem thermoplastischen Prothesenschaft und dem Schaftadapter verschraubt.
Die Adapterschale ist in Aluminium in drei Größen lieferbar.

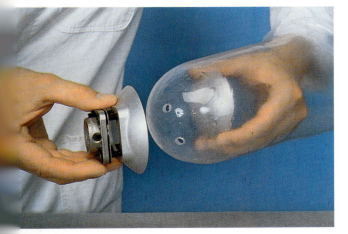

3) Montage der Adapterschale

Torsionsadapter

Die physiologischen Drehbewegungen der unteren Extremität um die Längsachse sind von großer Bedeutung. Diese Bewegung (Torsion) ist beim Prothesenträger eingeschränkt und führt zu Verschiebungen der Weichteile des Stumpfes in der Stumpfbettung. Dabei entstehende Störungen können jedoch durch den Einbau einer Rotationseinheit in die Prothese vermindert und dadurch das Gangbild verbessert werden.
OTTO BOCK Torsionsadapter haben einen einstellbaren Drehmechanismus und stellen die justierbare Verbindung zum benachbarten Prothesenabschnitt her. Es stehen mehrere Ausführungen zur Verfügung.

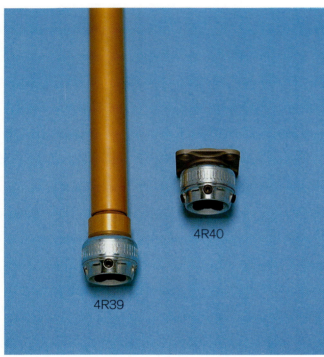

(1) Torsionsadapter mit Rohr und Torsionsadapter mit Schraubplatte

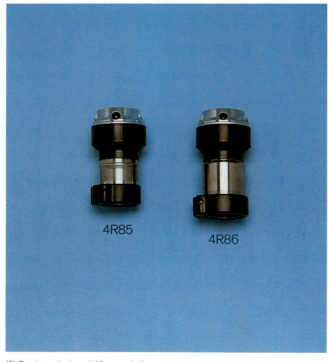

(2) Torsionsadapter mit Klemmschelle

Torsionsadapter (4R39), mit Rohr

Der Adapter ist Rotationseinheit und Verbindungselement zugleich.
Er überbrückt die Distanz zwischen Prothesenfuß und Kniegelenk bei Knieexartikulations-, Oberschenkel- und Hüftexartikulationsprothesen oder zwischen Prothesenfuß und Stumpfbettung bei Unterschenkelprothesen.
Seine federnde Drehbewegung um die Längsachse der Prothese verbessert den Bewegungsablauf und reduziert die horizontalen Kräfte zwischen Stumpfbettung und Stumpf. Der Torsionswiderstand ist einstellbar.
Der Torsionsadapter ist in Edelstahl mit Leichtmetallrohr lieferbar.

Torsionsadapter (4R40), mit Schraubplatte

Torsionsfunktionen wie beim Torsionsadapter mit Rohr.
Er verbindet das Kniegelenk mit dem Schaftansatz der Stumpfbettung bei Oberschenkelprothesen.
Der Torsionsadapter ist in Edelstahl lieferbar.

Torsionsadapter (4R85/86), mit Klemmschelle

Torsionsfunktionen wie beim Torsionsadapter mit Rohr.
Er verbindet den Justierkern mit einem Modularrohr bei verschiedenen Prothesenarten.
Der Torsionsadapter ist in zwei Ausführungen lieferbar:
für Rohr-ø 30 mm (4R85), Edelstahl
für Rohr-ø 34 mm (4R86), Titan

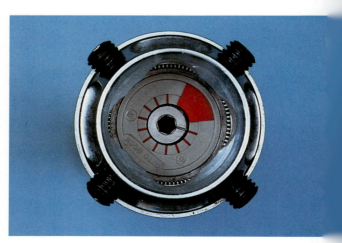

(3) Der Einblick in die Adapteröffnung zeigt die Skala zur Einstellung des Torsionswiderstandes

Drehadapter

Mit den mechanischen Kniegelenken einer Prothese sind "Kombinationsbewegungen", wie z. B. beim Schneidersitz, nicht möglich.

Durch den Einbau des Drehadapters oberhalb des Kniegelenkes kann der distale Bauabschnitt gegen den Schaft rotiert, d. h. der gebeugte Unterschenkel nach innen oder außen gedreht werden. Der Drehadapter hat unten eine Kupplungsöffnung und oben einen Justierkern zur Verbindung mit den benachbarten Bauabschnitten.

Zur Freigabe der Drehung wird der Auslöseknopf betätigt, die Arretierung erfolgt selbsttätig.

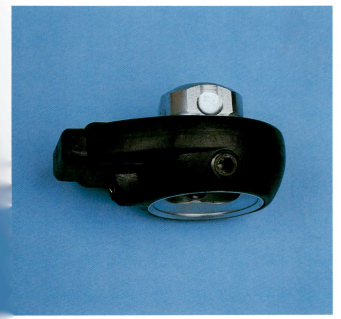

(1) Drehadapter (4R57)

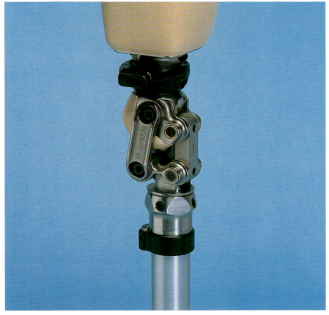

(2) Drehadapter zwischen Kniegelenk und Schaftadapter eingebaut

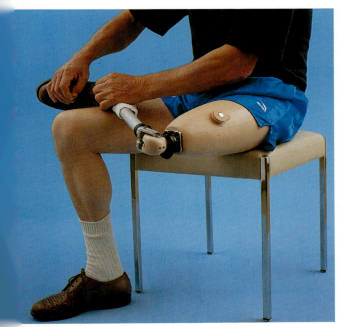

(3) Funktion des Drehadapters am Patienten

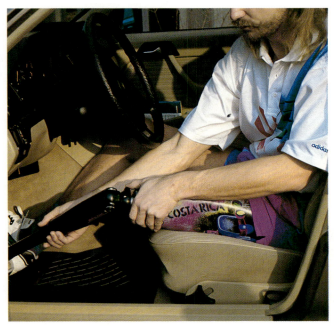

(4) Der Drehadapter begünstigt die Sitzposition beim Autofahrer

Kosmetische Schaumstoff-Verkleidung für OTTO BOCK Modular-Prothesen

Die kosmetische Außenform verleiht der Modular-Prothese ein weitgehend natürliches Erscheinungsbild. Aus einem Schaumstoff-Rohling formt der Orthopädie-Techniker die individuelle kosmetische Verkleidung. Diese wird durch eine Verbindungskappe am Prothesenfuß und durch eine individuell gefertigte Anschluß-kappe am Prothesenschaft befestigt. Ein Perlonstrumpf bildet den äußeren Abschluß.

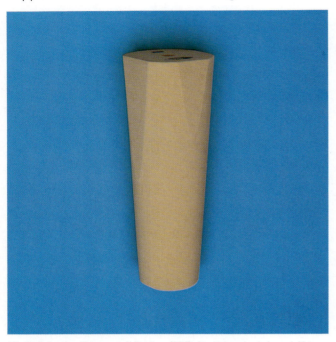

(1) Vorgeformter Schaumstoff-Rohling (6R6) für Unterschenkel- und Knieex-artikulationsprothesen

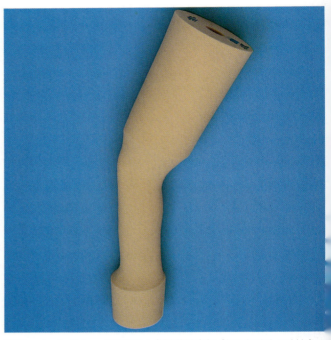

(3) Vorgeformter Schaumstoff-Rohling (3R6/3R24) für Oberschenkel- und Hüftex-artikulationsprothesen

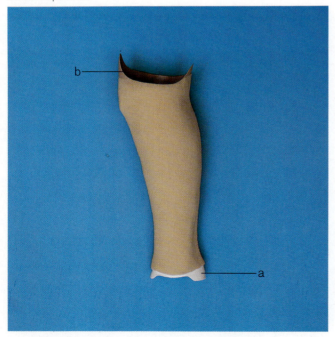

(2) Individuell geformte Schaumstoff-Verkleidung für eine Knieexartikulationsprothese mit Verbindungskappe (a) und Anschlußkappe (b) aus Gießharz

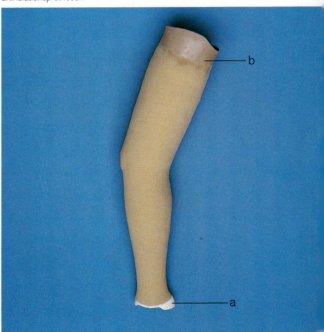

(4) Individuell geformte Schaumstoff-Verkleidung für eine Oberschenkelprothese m Verbindungskappe (a) und Anschlußkappe (b) aus Gießharz

Moderne Verfahren zur Erfassung der Patientendaten können zukünftig für die Herstellung der Schaum stoff-Verkleidung eingesetzt werden. Computergesteuerte Maschinen fräsen die Außenform nach individu ellen Vorgaben.

Qualitätssicherung

Hohe Qualität der Produkte ist ein wichtiges Firmenziel von Otto Bock. Um den erreichten Qualitätsstand erhalten und ausbauen zu können, findet der ständige Prozeß der Qualitätsverbesserung auf der Grundlage eines dokumentierten Qualitäts-Management-Systems (QMS) statt.

Das System umfaßt mehr als nur die reine Fabrikation der einzelnen Produkte. Es bestimmt schon von Beginn an in der Planungs- und Entwicklungsphase das gesamte hohe Qualitätslevel in Entwicklung, Design, Produktion und Kundendienst.

Dies ist bei Paßteilen für Beinprothesen von besonderer Wichtigkeit. Denn Qualität korrespondiert hier intensiv mit den Begriffen Vertrauen, Sicherheit und Zuverlässigkeit.

Deshalb testet Otto Bock in eigenen Prüfeinrichtungen Strukturfestigkeit und Funktion der Paßteile.

Darüber hinaus werden sie durch unabhängige Prüfstellen (TU Berlin und MDD England) geprüft und vom Bundesarbeitsministerium bzw. National Health Department zur Versorgung freigegeben.

Das hohe Qualitätsniveau ist durch die unabhängige Deutsche Gesellschaft zur Zertifizierung von Qualitäts-Management-Systemen (QMS) nach der internationalen Norm DIN ISO 9001 geprüft und bescheinigt worden. Diese Zertifizierung genießt weltweite Anerkennung.

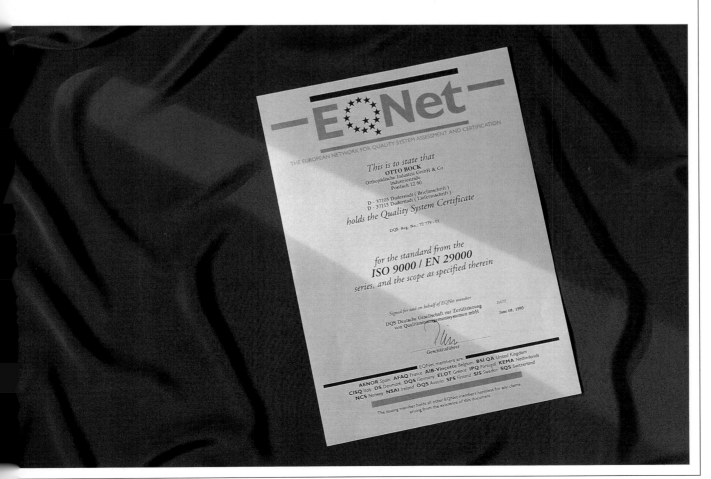

Strukturfestigkeitsprüfung von Prothesen-Paßteilen

Für die Qualitätssicherung im Hause OTTO BOCK ist die ISO* 9001 maßgebend: In allen Phasen der Produktentstehung soll ein hohes Qualitätsniveau sichergestellt werden.

Über die allgemein üblichen Qualitätssicherungsmaßnahmen hinaus hat OTTO BOCK ein aufwendiges Prüffeld für Beinprothesen errichtet. Prothesen-Paßteile werden auf ihre Strukturfestigkeit geprüft. Zielsetzung sind leichte Konstruktionen mit hoher Stabilität und praxisgerechter Funktion. Durch den Einsatz erheblicher Prüfmittel werden Erkenntnisse gewonnen, die die Sicherheit für den Prothesenträger auch in extremen Situationen erhöhen.

Eine andere Aufgabenstellung ist die entwicklungsbegleitende Prüfung. Neue Konstruktionen werden bereits vor der praktischen Erprobung als Prototypen geprüft, so daß Verschleißverhalten und mögliche konstruktive Schwachstellen erkannt werden.

Die auftretenden Belastungen bei Prothesen sind von unterschiedlichen Faktoren abhängig, wie z. B. Körpergewicht, Aktivität des Patienten. Um einen einheitlichen Sicherheitsstandard für Prothesen zu schaffen, der sich an diesen Belastungen orientiert, wurden auf internationaler Ebene von einem technischen Komittee (ISO/TC 168) Prüfmethoden erarbeitet und in der Norm ISO 10328 festgeschrieben. Bei diesen Prüfmethoden handelt es sich um dynamische und statische Festigkeitsprüfungen.

Die im Hause OTTO BOCK durchgeführten Paßteilprüfungen orientieren sich an diesem ISO-Sicherheitsstandard. Bei der dynamischen Prüfung (Abb. 1) werden mehrere gleiche Paßteile mit drei Millionen Lastzyklen beansprucht. Für entwicklungsbegleitende Lebensdaueruntersuchungen wird die Prüfung über drei Millionen Lastzyklen hinaus durchgeführt.

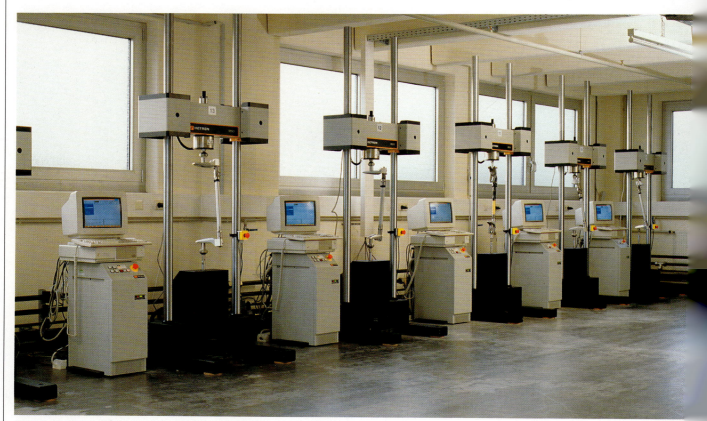

(1) Prüffeld bei OTTO BOCK für dynamische Prüfungen

*ISO=International Organization for Standardi

Strukturfestigkeitsprüfung von Prothesen-Paßteilen

In der statischen Strukturfestigkeitsprüfung (Abb. 2) werden Überlasten erzeugt und das Paßteilverhalten während des Tests untersucht und protokolliert (Abb. 3). Die dargestellte Kraft von -5 kN entspricht der Belastung, die durch eine Masse von ca. 500 kg bei Erdbeschleunigung erzeugt wird.

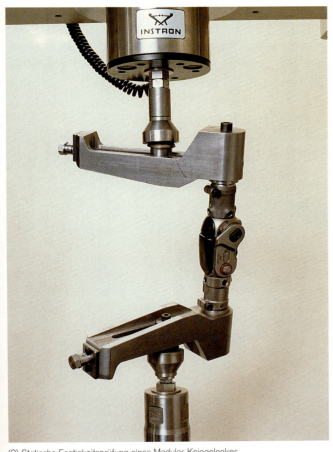

(2) Statische Festigkeitsprüfung eines Modular-Kniegelenkes

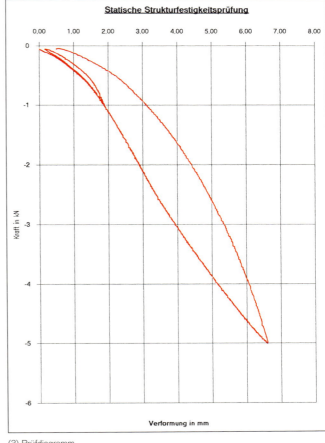

(3) Prüfdiagramm

Die in den Festigkeitsprüfungen benutzten Prüflasten sind von den Meßreihen, die am Patienten durchgeführt werden, abgeleitet. Auftretende Lastspitzen, z. B. beim Springen, betragen ein Mehrfaches des Körpergewichtes des Prothesenträgers und sind als zerstörender Faktor zu werten. Erkenntnisse aus dem OTTO BOCK Ganglabor gehen in die Festigkeitsuntersuchungen ein.

Gangbildanalyse

Für die Mobilität des Menschen ist das Gehen von besonderer Bedeutung und die Wiedererlangung eines möglichst normalen Gangbildes nach einer Beinamputation ein wichtiges Rebabilitationsziel. Man kommt diesem Ziel um so näher, je besser die motorischen Fähigkeiten des Patienten sowie seine Motivation sind, und die Prothese in den Bewegungsapparat integriert werden kann. Entscheidend sind Paßform und Aufbau der Prothese, sowie die funktionellen Eigenschaften der verwendeten Paßteile.

Für die subjektive Beurteilung des Ganges ist eine ausgeprägte Fähigkeit zum Bewegungssehen erforderlich. Das Gangbild des Prothesenträgers muß visuell erfaßt und bewertet werden. Auf Grund seiner Erfahrungen nimmt der Orthopädie-Techniker während der Gehprobe Korrekturen vor, wie z. B. Justieren der Knieachse. Gerade bei feineren Veränderungen an der Prothese können weder Orthopädie-Techniker noch Patient zunächst sagen, ob die Stellungskorrekturen die angestrebte Wirkung erbrachten. Damit wird deutlich, daß dem subjektiven Urteilsvermögen von Arzt, Krankengymnast und Orthopädie-Techniker sowie vom Patienten selbst Grenzen gesetzt sind. Dies gilt auch dann, wenn man berücksichtigt, daß die Integration einer Prothese in die noch erhaltene Gliederkette einen mehr oder weniger langen Lernprozeß erfordert.

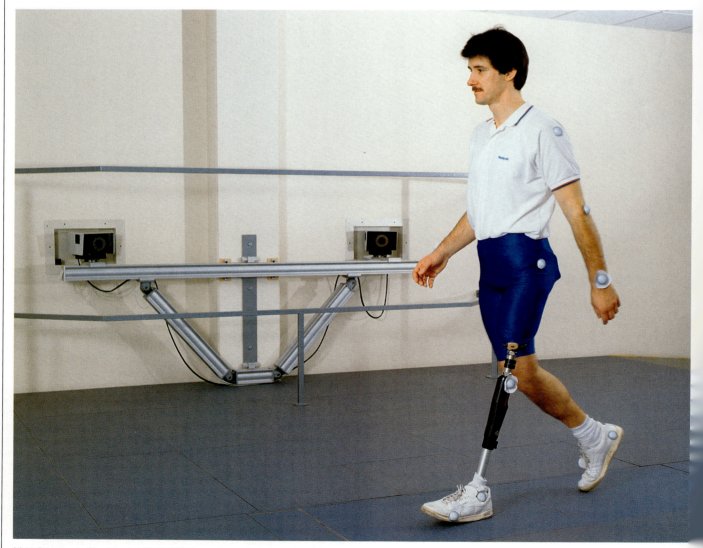

(1) Meßsituation im Ganglabor bei OTTO BOCK

Gangbildanalyse

Zur Gangbildanalyse sind demzufolge sehr genaue, den Patienten nicht beeinflussende Meßsysteme als Voraussetzung zu fordern. Die Art und der Umfang der Meßtechnik und Datenverarbeitung werden von der Zielsetzung der Gangbildanalyse bestimmt. Einfache Laufbanduntersuchungen scheiden für weiterführende Maßnahmen aus.

Im Hause OTTO BOCK ist eine moderne Meßeinrichtung zur Gangbildanalyse installiert, mit der kinetische und kinematische Daten erfaßt und aufbereitet werden. Die Kräfte, die zwischen dem Boden und den Füßen wirken, sogenannte Bodenreaktionskräfte, werden mit Kistler-Kraftmeßplatten gemessen. Die räumlichen Bewegungen der Körpersegmente erfaßt das Primas-System sehr genau und schnell. Dabei werden reflektierende Marker, die am Körper des Prothesenträgers befestigt sind, von CCD*-Kameras aufgenommen (Abb. 1).

Während der Messung durchläuft der Patient mehrmals eine Meßstrecke von ca. 15 m Länge. Die Bodenreaktionskräfte werden jeweils mit 400 Hz für zwei aufeinanderfolgende Fußbelastungen abgetastet. Die kinematischen Meßdaten werden von je zwei auf beiden Seiten der Gehstrecke angeordneten CCD-Kameras mit einer Abtastfrequenz von 100 Hz erfaßt. Beide Meßmethoden sind synchronisiert.

Moderne Computer und Software (Abb. 2) ermöglichen, daß die während der Messung gewonnenen Daten unmittelbar nach Abschluß der Messung statistisch aufbereitet in Form von Diagrammen vorliegen (Abb. 3). Die weitere Datenaufbereitung wird von der speziellen Aufgabenstellung der Ganguntersuchung bestimmt.

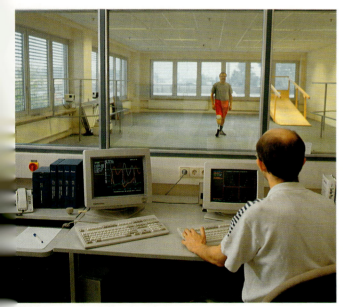

(2) Computerraum mit Blick zur Gehstrecke im Ganglabor bei OTTO BOCK während der Datenerfassung und -verarbeitung für die Gangbildanalyse

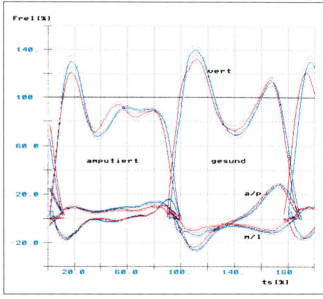

(3) Relative Bodenreaktionskraft beim zügigen Gehen eines einseitig prothetisch versorgten oberschenkelamputiertem Patienten mit einem normalen (rot) und einem sportgeeigneten (blau) Fuß.
F_{rel} - Kraft bezogen auf Patientengewicht   a/p - Kraft in Bewegungsrichtung
t_s - Standphasenzeit   m/l - seitliche Kraft
vert - Kraft in der Vertikalen

Mit der Gangbildanalyse werden unterschiedliche Ziele angestrebt. Gegenwärtig stehen bei OTTO BOCK die entwicklungsunterstützenden Messungen für die Neukonstruktion und Weiterentwicklung von Paßteilen im Vordergrund. Zukünftig wird die Gangbildanalyse wichtige Beiträge für die Optimierung der individuellen Prothesenversorgung durch objektive Aussagen leisten. Die systematisierte und reproduzierbare Erfassung und Bewertung von Parametern wird die subjektive Erfahrung des Orthopädie-Technikers sinnvoll ergänzen.

Gangbildanalyse

Empirische Erkenntnisse über Prothesenaufbau, Kombination von Kniegelenk- und Fußkonstruktionen sowie der Vergleich verschiedener Schaftsysteme könnten dann am Patienten durch Meßergebnisse objektiviert werden. So können ganganalytische Informationen wertvollen Einfluß auf die Normalversorgung haben. Eine Bewegungsoptimierung im Behindertensport ist denkbar.

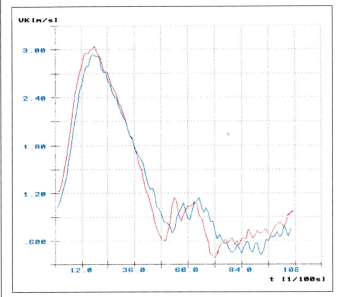

(4) Geschwindigkeit des Knies eines Unterschenkelamputierten (in Bewegungsrichtung) bei komfortabler Justierung des Prothesenfußes (blau) und bei etwa 10 Grad Spritzfußstellung (rot).
V_K - Geschwindigkeit des Knies in Bewegungsrichtung, t - Zeit

Für einen einseitigen Oberschenkelprothesenträger sind die drei Komponenten der relativen Bodenreaktionskräfte jeweils für das intakte und prothetisch versorgte Bein dargestellt (Abb. 4). Charakteristisch für die vertikale Komponente sind die beiden Kraftmaxima in der Standphase des Gehzyklus. Es fällt auf, daß bei der Prothesenseite das 2. Maximum kleiner als das Körpergewicht ist, da natürlich die Plantarflexion fehlt. Die Kraft in Bewegungsrichtung besitzt einen deutlich ausgebildeten Brems- und Beschleunigungsanteil. Die seitliche Kraft für das jeweilige Bein ist wegen des zweibeinigen Gehens unterschiedlich orientiert.

Zu sehen ist die Verbesserung einer individuellen Versorgung (Abb. 4). Bei einem Unterschenkelamputierten mit Kurzprothese wurden verschiedene Fuß-Positionen getestet.

Gemessen wurde die Geschwindigkeit des Knies. Ca. 10° Plantarflexion (Spitzfußstellung) des Prothesenfußes verändert die Vorwärtsbewegung des Kniegelenkes. Durch die Spitzfußstellung wird das Knie in der Standphase früher und kräftiger "abgebremst". Die Wirksamkeit des Vorfußhebels und Korrekturen der Fußjustierung lassen sich durch wiederholte Messungen klar verfolgen.

In den nächsten Jahren sind durch die Untersuchungen der Gangbildanalyse interessante Ergebnisse und objektive Aussagen für die Orthopädie-Technik zu erwarten.

Die Erforschung der langfristigen Wechselwirkungen zwischen orthopädischer Versorgung und der daraus resultierenden anatomischen Folgen soll dazu dienen, die prothetische Versorgung des Patienten umfassend zu verbessern.

Der vorerst hohe techische Aufwand ist zukünftig durch technischen Fortschritt zu reduzieren, so daß ein speziell für orthopädische Werkstätten zu entwickelndes Gangbildanalysesystem vorstellbar ist.

Weiterführende Literatur: Gangbildanalyse. Stand der Meßtechnik und Bedeutung für die Orthopädie-Technik, herausgegeben von Prof. Dr. -Ing. U. Boenick und Dr.- Ing. E. h. M. Näder, Mecke Druck und Verlag, Duderstadt 1991.

Ausblick in der Beinprothetik

Zukünftige Entwicklungen in der prothetischen Versorgung werden wie jeder technische Fortschritt von vielfachen Faktoren beeinflußt. Im Zeitalter der Computer und elektronischen Informationsverarbeitung werden die empirischen Erkenntnisse und Entscheidungskriterien immer mehr durch technisch-wissenschaftliche Ergebnisse ergänzt. Damit steigen die Anforderungen an alle Teilnehmer im Rehabilitationsteam, zumal sich die Erwartungshaltung der Patienten geändert hat. Als Beispiel ist hier u. a. der Behindertensport zu nennen.

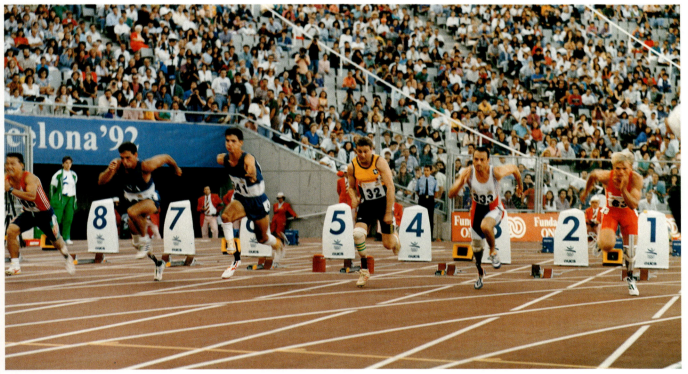

(1) Start zum 100-m-Lauf der Unterschenkelamputierten während der Paralympics 1992 in Barcelona

Für die Versorgung von Behinderten und damit auch für die Beinprothetik sind verschiedene Einflußfaktoren von Bedeutung:
- Fortschritte in der Medizin
- Neue Erkenntnisse in der Technik
- Veränderungen des gesellschaftlichen Umfeldes
- Leistungsfähigkeit des Kostenträgers
- Berufliche Ausbildung der Orhtopädie-Techniker
- Innovationen der orthopädischen Industrie

Die medizinischen Leistungen hatten schon immer entscheidenden Einfluß auf die Patientenstruktur in der Orthopädie-Technik. Die Wiederherstellungschirurgie bis hin zur Mikrochirurgie bei Replantationen von Gliedmaßen macht das besonders deutlich. Durch verbesserte Diagnoseverfahren und spezielle Resektionstechniken lassen sich bei Tumoren heute häufiger Amputationen vermeiden. Die Gefäßchirurgie bei Durchblutungsstörungen ist soweit fortgeschritten, daß Amputationen nur noch als letzte, möglichst zu vermeidende Maßnahme angesehen werden. Trotzdem stellen in den Industrieländern die Gefäßerkrankungen die häufigste Amputationsursache dar. Es gibt somit eine große Patientengruppe, die schnell und zweckmäßig prothetisch versorgt werden muß, ohne daß man auf Primitivlösungen zurückgreift.

Ausblick in der Beinprothetik

Durch technisch-wissenschaftliche Forschung sind neue Ergebnisse bei Materialien und Verfahrenstechniken zu erwarten. Die orthopädische Industrie ist ständig bemüht, alle Erkenntnisse in die Produktentwicklung eingehen zu lassen. Von gleicher Bedeutung ist der Kontakt zu Ärzten, zur Biomechanik und zur Orthopädie-Technik. Nur interdisziplinäres Handeln kann Anstoß zur Innovation geben. Dabei ist der Dialog mit dem Patienten sehr wichtig.

Die heutigen Rahmenbedingungen haben automatisch Einfluß auf zukünftige Entwicklungen. Technische Prüfungen und Qualitätssicherungsmaßnahmen gehören ebenso in die Diskussion wie Produkthaftung, Patentverletzung bzw. -umgehung sowie die Leistungsbereitschaft der Kostenträger. Neue Verordnungen oder Reglementierungen sind häufig eher innovationshemmend. Auf der anderen Seite sollten die Verantwortlichen bei aller Begeisterung für hochtechnische Systeme ihren Blick für das Machbare schärfen. Neue Prothesensysteme müssen so konzipiert sein, daß sie vom Orthopädie-Techniker beherrscht und vom Patienten akzeptiert werden. Der Einsatz von hydraulischen und elektronischen Steuerungen verlangt eine qualifizierte Anwendungstechnik von spezialisierten Fachleuten.

Die vor Jahrzehnten eingeführte Aufgabenteilung zwischen orthopädischer Industrie als Paßteil-Hersteller und dem handwerklich tätigen Orthopädie-Techniker wird sich in der Zukunft noch stärker differenzieren. Die Tätigkeit am Patienten und die qualifizierte Beratung wird für den orthopädischen Fachbetrieb noch größere Bedeutung erlangen, wogegen die Handwerksarbeit durch einen hohen Vorfertigungsgrad etwas zurückgehen wird.

Die Erfassung von Patientendaten mit modernen Verfahren und die anschließende Datenübertragung für die computerunterstützte Fertigung bei der Industrie wird auch in der Orthopädie-Technik an Boden gewinnen. Hochtechnische Werkstoffe und aufwendige Fertigungsverfahren können bei der handwerklichen Einzelfertigung nicht eingesetzt werden.

Die korrekte Paßform der Stumpfeinbettung bis hin zum einfachen und sicheren Anziehen einer Prothese stellen wohl auch in absehbarer Zukunft ein Problem dar. Lösungsansätze mit anderen Materialien und veränderbaren Schaftsystemen sind vorhanden. Forschungs- und Entwicklungsarbeiten erscheinen notwendig, um den gesamten Bereich Stumpfbettung als Schnittstelle zwischen "Mensch und Maschine" zu objektivieren und zu verbessern.

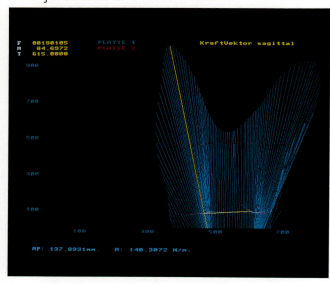

(2) Darstellung der Bodenreaktionskraft in der Sagittalebene

Erkenntnisse aus der Gangbildanalyse lassen hier langfristig ebenso wissenschaftlich fundierte Erkenntnisse erwarten wie medizinische Funktionsprüfungen. Die moderne Meßtechnik und die Biomechanik sollten außerdem helfen, vorhandene empirische Erkenntnisse über Prothesenaufbau und Paßteilverwendung zu optimieren.

Die geforderten genauen Indikationsvorhaben für Paßteilkonstruktion und -kombination müssen ebenso interdisziplinär erarbeitet werden. Die Anwort auf die häufige Frage, welches Kniegelenk für welchen Patienten, in Kombination mit welchem Fuß, sollte praxisgerecht zu beantworten sein und gleichzeitig eventuelle technische Minderleistungen aufzeigen.

Ausblick in der Beinprothetik

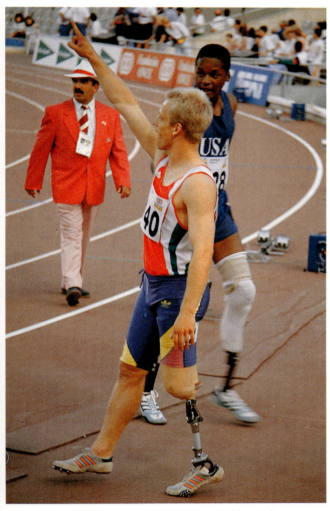

(3) Paralympics 1992: Beinamputierte Athleten nach dem 100-m-Lauf

Moderne Kniegelenke mit Pneumatik oder Hydraulik können durch den Einsatz elektronischer Steuerung leistungsfähiger werden.

Eine stärkere Differenzierung von Leistungsfähigkeit und Funktionsanforderung der Konstruktion im Verhältnis zum Patientenprofil könnte eine eindeutige Klassifizierung von Prothesensystemen bedeuten. Erkenntnisse aus dem extremen Einsatzbereich Behindertensport gehen in die Entwicklung von neuen Prothesensystemen ein, die energiespeichernden Füße sind hier ein Beispiel. Allerdings muß auch betont werden, daß manche Beinprothesen im Wettkampfsport eher Sportgeräten gleichen als "Körperersatzstücken". Das gilt für Material und Funktion ebenso, wie für das Aussehen der Hilfsmittel.

Der Behindertensport darf in seinem innovationsfördernden Einfluß jedoch nicht überschätzt werden. Wichtig ist die Wirkung auf die Öffentlichkeit durch die positive Darstellung von prothetisch Versorgten. Große internationale Veranstaltungen, wie die Paralympics 1992 in Barcelona, zeigen die Leistungsfähigkeit von behinderten Athleten und dokumentieren sehr eindrücklich den Stellenwert der Orthopädie-Technik.